U0397247

The Making of a Therapist

心理咨询师的
14堂必修课

［美］路易斯·科佐林诺◎著　黄志强　张朝阳◎译

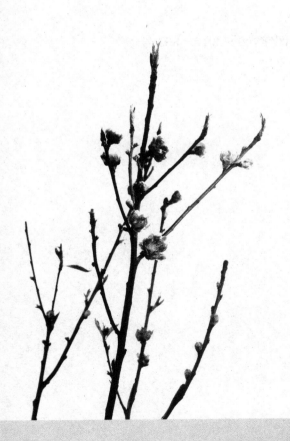

华东师范大学出版社
·上海·

The Making of A Therapist

By Louis Cozolino

Copyright ⓒ 2004 by Louis Cozolino

Simplified Chinese translation copyright ⓒ 2012 by East China Normal University Press Ltd.

Published by arrangement with W. W. Norton & Company, Inc. through Bardon-Chinese Media Agency.

All rights reserved.

上海市版权局著作权合同登记　图字:09－2010－365 号

原书献辞

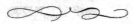

谨以此书献给 Lieberman 一家、
Bonnie、Ileene、Sheila 和 Marvin，
并以此书纪念 Ethel Baumohl。

原书致谢

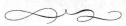

　　我要感谢诺顿专业书籍出版社（Norton Professional Books）的编辑 Deborah Malmud，感谢她在本书构思和写作过程中的支持、指导和鼓励。我还要衷心感谢 Bruce Singer 和 Sharon Grambo 出色的编辑工作。

　　我的朋友和同事 David Gorton、Faith McClure 和 John Wynn 热心地为我的劳作贡献了知识和智慧，让我获益良多。我还要感谢 Hans Miller、Allan Schore 和 Dan Siegel，因为他们不断为我提供精神上的支持和创造性的想法。最后，我要感谢 Susan——她总能让我微笑。

目　录

第二部分 >>>

了解当事人 / 057

第三部分 >>>

了解你自己 / 139

译　序

　　书店里心理自助读物很多,但是面向心理咨询师或心理医生的读物较少。正如作者所言:咨询师的培训课程几乎只关注"做什么",而不是"怎么才能成为心理咨询师"。要知道,心理咨询方法说起来比较简单,难的是提高咨询师自身的修为。

　　这本书较为深刻,不乏对咨询师自身容易存在的弱点进行剖析。作者认为咨询师自身可能存在很多心理问题,同时他又认为这些问题是可以解决的。他像一位颇有历练的长者,把心理咨询师成长道路上可能遭遇的坎坷和陷阱娓娓道来,显得意味深长,目的就是想让你成为一名真正优秀的咨询师,并且让你自己的心灵也得到成长。所以这是一本让咨询师进行自我探索的书。在你阅读本书的时候,当你看到那些针对自己问题的内容,由于自己的阻抗等原因,你的阅读将会是缓慢的、断续的。如果你能仔细分析阅读过程中的感受,自身的心理素质将会得到很大提升。你还可以把本书的很多段落作为自己的镜子,来反思自己的苦痛并得到成长。

　　由于这本书渗透着精神分析流派的思想,所以对阻抗和移情的阐述较为透彻,这恰恰是心理咨询中非常重要的、必须处理好的两个问题。也由于相同的原因,这本书的某些语句较为晦涩,需要读者在阅读的过程中花些工夫。

为了进一步促进心理咨询初学者的阅读,下面集中解释书中出现的某些概念:

心理咨询(counseling)与心理治疗(therapy):这两个概念有很大部分是重叠的,亦有人认为前者包含后者。它们所采用的理论、方法常常是一致的,而且都重视咨询师与求助者之间的人际关系。但若仔细加以区分,可认为有以下不同:(1)心理咨询的对象主要是正常人,而心理治疗的对象存在明显的心理障碍。(2)心理咨询着重处理日常生活中的一般心理问题,例如学习、教育、就业、婚恋的问题等;心理治疗主要处理神经症、心理障碍和身心疾病等病态。(3)心理咨询时程相对较短,心理治疗则较费时间,甚至需要住院。(4)心理咨询注重支持、指导、教育,而心理治疗往往需要进入人的潜意识领域。

督导(supervision):心理咨询界由高年资的咨询师对低年资的(特别是刚入门的)咨询师进行实践指导。这样的指导老师本人也可称为督导(者)(supervisor)。

转介(referral):当咨询师不能或不便为求助者提供最适合的服务时,经过与求助者协商,将其移交其他咨询师或机构。

本我(id)、自我(ego)、超我(superego):弗洛伊德认为人的心理结构由此三部分组成。本我是潜意识中的本能冲动,遵循"唯乐原则"。自我介于本我与社会之间,遵循"现实原则",使个体为了适应现实而对本我加以约束和压抑。超我由"良心"和"自我理想"组成,遵循"理想原则",对自我进行指导,对本我进行限制。三者之间始终处于冲突—协调的矛盾运动之中,不平衡时则会产生心理异常。

心理防卫(defense):自我应对严酷现实的无意识策略。它是个体面临挫折或冲突情境时,内部心理活动中的一种适应性倾向,目的是为了减轻内心的不安。积极的心理防卫能够使主体在遭受困难与挫折后减轻或免除精神压力,恢复心理平衡与稳定,甚至进一步激发出心理能量;消极的心理防卫可使主体因为压力的缓解而自足,或出现退缩甚至恐惧而导致心理疾病。心理防卫是精神分析理论中的重要概念。

移情与逆移情,正移情与负移情:在精神分析治疗中,来访者可将自己过去对生活中某些重要人物的情感投射到治疗师身上,称为移情(transference)。咨询者对来访者也可能产生移情,称为反向移情或逆移情(countertransference)。不论移情还是逆移情,都可根据情绪的性质分为正移情(positive transference)和负移情(negative transference)。正移情是向对方表现出依恋、爱慕等积极情绪,负移情则向对方表现出不满、敌对、被动等消极情绪。

阻抗(resistance):当事人对心理治疗过程中自我暴露与自我变化的抵抗,可表现为人们对于某种焦虑情绪的回避,或对某种痛苦经历的否认。

共情(empathy):又称"共感"、"神入"、"替代体验",是指深入他人主观世界并了解其感受。它本来由卡尔·罗杰斯提出,作为心理咨询的一项基本技术,包括三方面含义:(1)借助求助者的言行,深入对方内心去体验他们的情感、思维;(2)借助知识和经验,把握求助者的体验与他们的经历和人格之间的联系,更好地理解问题的实质;(3)运用咨询技巧,把自己的共情传达给对方,以影响对方并取得反馈。后来,精神分析学派对这一技术也很重视。可参见第 115 页。

应激(stress):即"紧张状态"。原指一个系统在外力作用下,对抗外力所出现的超负荷过程。Hans Selye 将其引入到生物学和医学领域并作了奠基性的研究,认为应激是机体在各种内外环境因素及心理、社会因素刺激下所出现的全身性非特异性适应反应,包括警戒期、对抗期和衰竭期三个阶段。引起应激反应的刺激称为"应激源"(stressor)。个体对抗应激的策略称为"应对"(coping)。

本书还用到一些特殊概念,可用作者的解释来理解。例如:个案概括(case conceptualization,第 28—30 页);阐释(interpretation,第 108—111 页);穿梭(shuttling,第 112—116 页;向下穿梭与向上穿梭,第 116—118 页)。

第十三、十四课由张朝阳翻译,黄志强校对。对本书的翻译若有意见、建议,欢迎发电子邮件到 hadrian_huang@163.com 进行交流。

译者:黄志强

2012 年 8 月于海军医学研究所心理研究保障中心

导言

> 为了内心的安宁,永远、永远不要否认你们自己的经历。
>
> ——达格·哈马舍尔德①

当年我正准备提供自己的首次咨询时,差一点出现平生首次惊恐发作。我只能靠在咨询室的墙上,面红耳赤,大汗淋漓。尽管在课堂上学过好几年的心理治疗,此刻我的脑子里却一片空白。现在说起来都不好意思——当时我甚至想不起求助者的名字。她叫贾尼斯,还是乔安娜,或者乔安妮? 我盯着墙上的钟,脑袋转得比那根秒针还快。

"准备好了吗?"督导②问我。看着他,我像个受惊吓的三岁小孩。他看来理解我。他平静地把一只手搭在我肩上,然后用表情来安慰我——感到害怕其实是很正常的。"记住五句话,你就不会怕,"这就是他当时告诉我的:

● 不论发生什么事,都不要慌乱;

● 求助者比你还要紧张;

● 如果你不明白面前的事情,就保持冷静,直到你弄明白;

● 求助者会认为你很在行;

---

① 达格·哈马舍尔德(Dag Hammarskold, 1905—1961):瑞典政治家,于1953—1961年任联合国秘书长,在空难中殉职,曾获1961年诺贝尔和平奖。——译者注

② 心理咨询界由高年资的咨询师对低年资的(特别是刚入门的)咨询师进行实践指导,称为督导(supervision)。这样的指导老师本人也可称为督导(者)(supervisor)。——译者注

●最重要的是,只管挺过这一小时!

有了这些金玉良言的武装,我斗胆走向接待室去见我的来访者,心里一直默念"只管挺过这一小时! 只管挺过这一小时!"

在第一次咨询中,我没说多少话。来访者是一个言行夸张、抱负不凡的女演员。她要么在房间里大步流星地走来走去,要么在沙发上蜷缩成一团,像竹筒倒豆子一般诉说着她的家庭、情人和陷入困境的事业。而我只是坐着倾听她,让自己保持冷静,并像教学录像中的咨询师那样不时点头表示自己听明白了。有时候,我还能记得问一些必要的问题,表达自己的关切。哦,谢天谢地,我当时还能正确地称呼她的名字。

很快地,一个小时就过去了。她走出房间的时候,说自己感觉好多了,并且会在下星期再来咨询。我站在门口,看她拐了个弯消失了,才长长舒了一口气。我已经完成了自己的首次治疗! 日子一天天过去,我已经习惯于自己的咨询师角色。渐渐地,我从勉强运作的"求生模式"转变成能够保持冷静、认真聆听并能提供帮助的状态。我早期的治疗工作达到了目的:让我习惯于坐到求助者旁边。

想象与现实

我们每个人都是造物主的实验品。天赋和经历的独特组合使我们有强项,有弱点,也有希望。我们只是凡人,但我们当中很多人却力求不凡。有了上天赐予的头脑,我们可以构想自己希望成为的理想形象,却又因为达不到这些不切实际的标准而深感失望。开始新的职业,就会遇到想象与现实的冲突,此时你的幻想将在现实世界中、在别人面前受到考验。你读这本书,就意味着你可能已经达到这样一个人生关头。若你接受咨询师培训,你就会发现受考验的不仅是你的才智,还包括你的判断力、同情心和成熟度。成为一名咨询师,确实是对心灵的挑战。

成为一名心理咨询师,就跟其他很多专业一样,需要熟练掌握大量的、不断增长的知识,需要学习多种技能,并处理复杂的人际关系。与其他专业人士的不同之处在于,合格的咨询师需要同时探索自己的内心世界和隐秘想法。我们在接受培训之初,就同时踏上了两条旅程:一条旅程向外,去往需要用专业技能来处理的世界;另一条旅程向内,进入我们自己心灵的迷宫。

这一内心旅程的复杂性在大多数入门课程中也提到过,虽然强调得并不够。在本书中,我也讨论一些读者熟悉的主题(例如对文化差异的敏感、对阻抗的识别),但我真正关注的是这些问题的情感层面以及与咨询师自身有关的层面,因为它们对咨询师有较大影响。在后面的章节中,我希望为读者提供一种新的思维方式来考察你们作为咨询师的体验,这种新的思维方式就是在关注当事人与关注自己的内心体验之间穿梭(shuttling)(不论在治疗过程之中,还是在治疗过程之外)。

多年来,我的学生中有不少人想成为咨询师却封闭了自己的内心世界。他们总想只动脑筋而不动感情,以避免触及自己的情感。我与这些受训者互动的时候常常感到很悲哀,因为我可以感受到他们企图与自己的内心切断联系所造成的痛苦。不幸的是,这种理智上的设防既阻碍了他们自身的成长,也阻碍了他们培养治疗技能。对大多数学习心理咨询的人而言,首先的挑战并非掌握学术上的知识,而是鼓起勇气走进自己的内心世界以了解自己。在探索自己内心世界的过程中,当我们变得越来越无畏,我们对自己的认识就越深,我们帮助当事人的能力也就越高。

发现并驯服我们的潜意识

几年前，我到外地去拜访朋友詹生和他的儿子乔伊。三岁大的乔伊是个喜欢跟人打交道、善于察言观色而又精力充沛的小家伙。他每天都起得很早，然后跑进我睡觉的客卧，爬到我的床上。我就假装没睡醒，尽可能多躺几分钟再开始一天的活动。但是乔伊很快就对我装睡不耐烦，他在我耳边唱起歌来。

他发现唱歌不管用之后，就问一些话来引诱我开口："叔叔，你最喜欢什么游戏?"或者"叔叔，你早餐吃法式吐司吗?"一天早晨，乔伊却不说话。后来，我感到他在轻轻拍打、抚弄我的头发。最后他轻声说："叔叔，你的头发出什么问题了?"这一次我上钩了，问道："我的头发有什么问题吗?"他用三岁小孩的声音尽可能诚恳地回答："头发太软了，不像是真的。"我忍不住笑了。要知道，乔伊是非洲裔美国人（头发比较硬），而我不是。

像乔伊一样，我们都从自己的角度看世界，并且带着自己潜意识中的假定。有什么别的办法呢? 自我中心是自然而然的，与我们大脑处理信息的方式有关，没有人觉得自己的视角有偏见。我们看待事物的方式似乎总是对的。这一观念的问题在于，我们对现实的观察和对潜意识的控制感可能只是一种错觉。

无意识的记忆和情感引导并左右着我们。这并非性格缺陷，而是我们不得不接受的生物学"设定"。我们的气质类型和个人经历创造了某些思维和情感的模式，从而指导我们意识之外的行为。我们在人生之初虽然都处于完全的自我中心状态，却可以通过阅历和教育获取更全面的视角。对每一位咨询师而言,认识自己那些个人的、文化的和人性的偏见都是首要的培训重点。

抛开理论取向不说,一切真正的心理干预都发生在人与人之间,由一个人传递给另一个人。心理治疗中既没有毫无特点的咨询师,也没有"平均"的当事人,而只有两人或多人之间的关系——这些人都有自己的个性、偏好和偏见。尽管自然科学正在对我们的领域产生影响,心理治疗仍然是人文的、不完美的艺术。

咨询师与会计师或者工程师不同,不能把工作与个人经历和内心情感隔离开来。事实上,咨询师的私人世界也是我们最重要的工具之一。我们若不了解自己,不但会伤害自己,还会对治疗关系造成负面影响。我们只有在明了自己的个人经历之后,才能最大限度地为每个当事人发挥我们的治疗潜能。

认识自我在心理治疗过程中虽然至关重要,但随着简快疗法和药物治疗成为主流,现在的咨询师培训已经减少了对认识自我的关注。我督导过的一名精神科住院医师曾经问我:在我博士毕业前,我做过多少小时的治疗。经过一阵心算,我的回答是大概 6,000 小时。他算下来,到他自己完成实习也只有 50 小时的治疗时间。他问道:"只有 50 小时的历练,我怎能做好治疗的准备?"我说:"我不知道。"想当年,在专家督导下工作了 6,000 小时,我仍然觉得自己像个初学者。

咨询师的正规培训颇有难度,成本巨大。仅仅提供一系列课程,把个人成长(这是培训中更困难的内容)留给别人去做,则容易得多。咨询师的个人成长在过去曾是与学识交织在一起的重点,如今却被排挤到关注的边缘,甚至被忽视,结果削弱了咨询师的培训,也就使那些某天将会就诊的人得不到更好的治疗。

作为咨询师,我们最大的挑战来自我们自己的内心冲突以及人性共同的弱点。在这整本书中,我将反复提及这些被我们带入工作中的冲突和限制——它们可用涵义宽泛的术语"逆移情"(countertransference)①来概括。逆移情是治疗关系因为咨询师的潜意识而受到扭曲。咨询师的逆移情通常可追溯到他们曾在羞愧、依恋、害怕被抛弃的情感中挣扎(这在人类是很普遍的)。这些初始的体验很强大,让我们无意识中把自己的情感纠结与当事人的情感纠结混在一起。不让我们的潜意识影响到我们对求助者的感受,是我们咨询师都要面对的巨大挑战。

你有没有去马戏团看到狮子和驯狮人?驯狮人怎样做到日复一日地走进狮笼?他们之所以没被吃掉,是因为他们有一套原理、方法和技巧来建立与猛兽的工作关系。例如,驯狮人面对着狮子进入笼子以建立自己的支配地位;笼子是圆的,让狮子无处躲藏或逃避;必须让狮子明白它的食物来自于驯狮人的恩赐;驯狮人通常选择狮群中处于从属地位的狮子——与处于支配地位的狮子相比,它更容易受到激励而与驯狮人形成同盟关系。这些原则以狮子的心理机制和群体规则为基础,让驯狮人可以同远比他强悍的动物建立工作关系。

潜意识就像一头狂野的狮子。我们永远也不能打败它,而只能了解它并希望得到它的合作。驯服潜意识需要我们充分了解它并与之建立良好的工作关系。有时候它会失控,要求我们付出更多的努力。别忘了,驯狮人有时确实被狮子攻击。我们有一些策略、技巧和防护措施可以让潜意识变得合作、易于管理——让它对你自己和你的求助者少些危

---

① 在精神分析治疗中,来访者可将自己过去对生活中某些重要人物的情感投射到治疗师身上,称为移情(transference)。咨询者对来访者也可能产生移情,称为反向移情或逆移情(counter-transference)。——译者注

害,多些益处。在这整本书里我将反复谈到这些驯服潜意识的技巧和策略。

本书的目的

本书最根本的一个目的,就是提供一些策略和建议来处理咨询师都会遇到的一些情况,从而让刚入门的咨询师放心去感受他们必将感受到的疑虑、困惑和畏惧。接纳这些感受(并让它们为我所用),是心理治疗培训中重要却常被忽视的一环。

在起初的章节,我将穿梭于治疗的对象与咨询师的自身体验之间,以这种方法探索成为(和作为)咨询师的体验。我已选择这种在内心世界与外部世界之间穿梭的方法,把它作为咨询师在治疗过程中处理自身实际体验的模式。这种穿梭要求我们保持心理过程的灵活,从而让我们的心思辗转于心灵与肉体之间、思想与情感之间,以及我们自身与求助者之间。心理治疗的主观体验其实是两人或多人之间潜意识能量消长的结果。

那么,关注的重点偏向于情感还是思维,偏向于人际互动还是言谈内容,主要取决于你这个咨询师。我希望你们在学习这门新的专业时,用你们所受的训练来促进自身的成长。我鼓励你们寻找可信赖的指导老师和训练有素的咨询师来帮助你们。

我必须承认,我刚做心理治疗时就想成为一名伟大的咨询师。我一点都不愿意通过花时间、费脑筋、犯错误来取得逐渐的进步,我觉得自己一开始就应该够资格。后来我才知道,成为一名合格的咨询师需要很多年,而成为一名了不起的咨询师需要一辈子的时间。因此我允许你们在开始的时候丝毫不知道怎样开展心理治疗。不必紧张,平静呼吸,开始学习吧。如果没有别的事情,就坚持看完这本书。

现在就让我们开始内心的旅程。

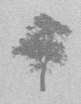

第一部分
完成你初期的咨询

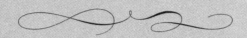

第一课
我给自己找了一份怎样的差事？

只有像战士那样才能走完求知的路途。

——唐·璜

现在你已经开始接受咨询师培训。你所想到的可能只是"我觉得自己像个骗子"，或者温和一点地说："我自己都没弄明白，我自己都有这么多问题，我怎么可以给别人做治疗呢？"这么多年来，我无数次被学生拉到一边听他们诉苦："我来这里是想帮助来访者，但是我自己手足无措。当我正在为自己的问题而苦恼时，怎能帮助别人？我曾以为自己心智健全，但我现在对此不敢肯定。我早该听父亲的话去做个律师，律师至少不必像咨询师一样保持心理健康。"这话听起来熟悉吗？我已经从很多学生那里听到这样的诉说（我自己也是过来人），我逐渐明白这种感受是咨询师成长之路上的常见障碍。我们都需要觉察到自身的痛苦和彷徨，然后才能超越它们。造就优秀咨询师的素质是自身的勇气——这勇气让你面对自己的畏惧、缺陷和迷惑。

为何咨询师容易怀疑自身的资质和状态？因为我们天生喜欢自省。哪一位咨询师没有在求助者身上看到自己的影子？当我们对照别人那光鲜的外表，我们会有自己的恐惧感、不安全感和抓狂的感觉。实际上，我们这些咨询师往往来自存在大量情感冲突的家庭——那些情感冲突曾经妨碍了我们获取成长道路上所需的帮助和指导。大多数咨询师在长大的过程中竭力赢得别人的爱和接纳。因为这些早期经历，我们当中有很多人难以相信别人会对我们有所帮助。我们把这种内心的挣扎带进成年以后的生活,也不可避免地带进我们与求助者的关系。

我在自己受训的时候犯过一个错误,就是试图让指导老师觉得我是多么优秀的一名咨询师。我当时喜欢展现自己的成果,忽视自己的失败,隐藏自己的迷惑。这与我儿童时期采用的心理防卫(defense)[①]机制类似,只会让我更觉得自己是个骗子。我那是在演戏,只为博得赞赏,却只会损害我的自信心,而对我的培训无益。当我后来有勇气暴露自己的弱点、困惑和错误,我的培训和成长才取得突破。

我们的心理怎样才算健康得足以帮助别人? 其实,作为一个凡人,感到困惑是很正常的;我们都有这样那样的心理问题。咨询师的成长从未完结,我们一直尽可能地了解自己和别人。最好的咨询师也是人,在生活中也有这样那样的困苦。我们的失败有助于我们理解别人的困苦,我们的成功则给了我们激励别人战胜困苦的乐观和勇气。

我们先要打理好自己的生活才能帮助别人吗? 如果真的是这样,就没有几个患者可以得到帮助了。生活本来就是乱糟糟的,每一个新的阶段都有新的挑战。佛教徒把自身比喻成不断剥皮的洋葱——每一次新的发现都意味着揭开并暴露新的一层自我。这当然也是我的体会,因为我不断发现自己的无知而保持警醒。好的咨询师并非完人,只不过是专注于终生学习和不断地发掘自我。我们在生活中忍受并超越自身的局限,从而不断成长。

---

① 心理防卫(defense):自我应对严酷现实的无意识策略。它是个体面临挫折或冲突情境时,内部心理活动中的一种适应性倾向,目的是减轻内心的不安。积极的心理防卫能够使主体在遭受困难与挫折后减轻或免除精神压力,恢复心理平衡与稳定,甚至进一步激发出心理能量;消极的心理防卫可使主体因为压力的缓解而自足,或出现退缩甚至恐惧而导致心理疾病。心理防卫是精神分析理论中的重要概念。——译者注

不断成长（就像不断剥洋葱）的关键，是对各种反馈信息保持开放的心态。也就是说，要与人交流自己的心理活动，并且努力去理解你的督导、咨询师以及可信任的人。你单凭自己可办不到。

"我不知道"

三人行，必有我师。很多年前，我有一次逛跳蚤市场，遇到一个名叫埃米特的老人。他引起我的注意是因为他胡子又白又长，胸前还有一个牌子，上面写着"我不知道"。我喜欢跟有趣的人打交道，所以就问起他这个牌子的来历。自然而然地，我们开始了一番长谈。

显然，他那好奇的小孙子最近开始问各种问题，每20秒钟就会冒出一个新问题。埃米特见多识广，却发现自己对孙子提出的问题回答不了几个。他真的不知道天空从何而来，为什么人们会对彼此使坏，为什么上帝让奶奶去了天堂而把爷爷一个人留下。这些问题正是他许多年前学会不去问的。埃米特敢于承认自己的无知，经常对孙子说他不知道。

孩子的挫折感增长到了极点，最后他嚷道："'我不知道，我不知道！'那么，爷爷你到底知道什么？"埃米特长期担任工程师和经理，每个工作日都要回答数以百计的问题，如今却被4岁小孩难住了。埃米特了不起，他没有为自己的无知而窘迫，也没有掩盖自己的无知。他并未提供简单的答案，而是帮助孙子去找寻答案。这种态度让他可以尽量探索各种想法、情绪和事情，还让他可以开诚布公地讨论各种复杂的、尴尬的问题。埃米特说，他觉得自己和孙子在讨论中都学到了很多东西，所以他在胸前佩戴上这个牌子来提醒自己——无知是通往新知的大门。

不论何时，不论何地，明白自己的无知都是人生智慧的永恒主题。

当特尔斐的先知说苏格拉底是最有智慧的人,苏格拉底认为这位先知说错了;苏格拉底一点都不怀疑自己的无知。后来,当他看到那么多人愚蠢地相信他们的知识,苏格拉底终于明白,那位先知是把苏格拉底觉悟到自己的无知看作一种智慧。佛教有很多宗派都注重看透心灵与物质世界的假象,它们都把上述觉悟作为一种核心的教义。若承认自己的无知,你不但能成为一个更好的咨询师,还可与佛陀、苏格拉底以及我那位新朋友埃米特为伍。

允许自己不知道

允许自己不知道。像埃米特那样承认自己的无知,培养你与求助者的关系,在这种关系中不要排斥你的局限性,而要允许暴露问题。做自己的支持者,对治疗的进展只提出合理的要求,巩固你的强项,培养力所能及的优点。不要攀比你的导师或者那些咨询大师,而要用内心的标尺来判断你的进步:把你自己现在的水平与你自己半年前的水平相比较,就行了。心理治疗这门学问永无止境,自我批评也永无止境。你的无知并非无底深渊,而是用来填充知识和经验的容器。

杰夫刚开始从事心理治疗,他接手了一位容易激动的求助者。我们不妨把这位求助者称为"火气哥"。每一次治疗,"火气哥"都要求杰夫为一些复杂的问题提供简单的解决办法。他来的时候会带着一串问题,例如"我怎样才能找到一个女朋友?""我应该从事何种职业?"结果却总感到失望,因为每次咨询并不会给他一个明确的答案。这时他就会站起来瞪着眼睛对杰夫说:"你算什么咨询师?"然后摇摇头,显得非常失望地走出治疗室。

这对杰夫造成了不好的影响——他开始怀疑自己的治疗能力。他本想为"火气哥"提供一些实用的建议，但是"火气哥"总说杰夫应该"从头学起"。杰夫很受挫败，对"火气哥"的火气越来越大。在这位患者面前，杰夫似乎动辄得咎。我告诉他："咨询的要点不是你知道求助者该怎么做，而是要建立彼此之间的一种关系，让他可以对自己有新的发现。"我建议他不要在治疗过程中刻意寻找答案，而要尝试与求助者分享自己的感受。

杰夫的表情说明他觉得我的建议有点奇怪，但他愿意试一试。在下一次治疗时，杰夫向求助者表达了自己的感受，说出了自己努力想提供帮助，却受到一次又一次的攻击，不免感到悲伤、挫败和愤怒。"火气哥"专心听他诉说，表情变得越来越凝重，最后终于迸发出一句："现在你知道我的感受了。"然后向杰夫透露了自己与父母的关系——父母总是对他不满意，他一直对自己作为一个失败的儿子而感到羞愧。这是他第一次谈到自己的家庭和经历，这是治疗取得成果的开端。

要想取得这种交流，杰夫必须脱下专家的面具，而展现为一个有想法、有情感并且愿与当事人分享经历的活生生的人。他必须向自己也向当事人承认自己并不知道问题的解答。杰夫所必须做的，只是表现出一种意愿——愿意在求助者探索内心世界的过程中与他（她）在一起。"火气哥"后来能够向杰夫解释自己的童年，就是因为终于建立了这种咨询关系。

我们当中很多人幻想自己走进咨询室就能救人于水火之中，能够像风卷残云一般取得治疗的效果。"火气哥"当初的表现给了杰夫当头棒喝，让他知道这种幻想一点都不现实。直到杰夫采取了承认自己无知的姿态，治疗才取得进展。

你要对照下面几种情况,以确保自己保持一种虚心的姿态:

- 你肯定自己的所作所为是对的吗?
- 即使当事人不断拒绝认同,你仍然一再向他(她)兜售你的某种解释?
- 你对自己的疗法深信不疑而且充满热情?
- 当督导老师的意见与你的相左,你就不予采纳?
- 当你对当事人的问题找不到解决办法,你会感到很失败吗?

如果对上面任何一个问题回答"是的",你就需要重新检查自己作为一名咨询师的情感、动机和成见。不要害怕这些问题,探讨这些问题只会让你更加了解自己。我就曾因为害怕自己显得愚蠢而给我的学习过程增加了不必要的困难。我因为不敢说自己不知道而丧失了很多提高自己水平的机会。

顽固追随理论体系

如果你跟我差不多,你首先的愿望肯定也是师从某个超凡的大师,或者研修某一种特别的疗法。弗洛伊德、埃利斯、鲍恩[①]、贝克这些心理学界的"超级明星",每人都有自己的理论,诱使初学者谦卑地追随他们。我在早期迫切希望找到一种可以信仰的理论体系,我不断改换追随的大师。当时我深感迷茫,渴望找到真理。

理论体系可以给我们信心和力量,但也会给我们的学识和眼界设定框框。我在受训过程中,深感各种疗法的效果之好,也深感每一种疗法都忽略了人的某些重要方面。让我们举个例子吧。

---

① 此处指 Murray Bowen(1913—1990),美国精神科医生,家庭系统治疗的奠基人。——译者注

受训几年后，我在一次咨询中遇到了地震。地震虽不剧烈，但也让屋子摇晃了 5 到 10 秒钟。来访者的眼睛因为发现屋子动了起来而睁得大大的。我由于受过精神分析的训练，仍然静静地坐在椅子上。我的无动于衷让他看不懂。"我想，发生地震了！"他说。我一动不动地轻声回应："是的。你对此有何感受？"以后每当我回想起这次奇怪的对答，我就会嘲笑自己。我当时的反应会让求助者认为我疯了。如果他对这么可怕的情况也无动于衷，那么他肯定是疯了，那会更糟糕。对精神分析这种理论体系的僵化持守，使我当时表现得自以为是，结果却失去了与求助者的真切联系。

既然人类的行为、情感和人际关系是错综复杂的，我们就难免感到困惑。这种不确定性会让我们感到焦虑，于是我们就去寻求快捷而明确的解答。研究生特别容易被老师的成见和他们那毫无疑问的架势所蛊惑。你要保持开放的心态，虽然别人试图封闭你的视听。先不要考虑方向问题，而要跟你能找到的最优秀的人共事；最重要的是，要涉猎多个领域。广阔的知识面最能防止你产生错误的确切感。

我们因为不确定而感到不舒服（这种情况特别容易发生在我们刚进入某一行业而没有经验可循的时候），这经常促使我们过早停止询问那些诊断、解释和治疗策略方面的问题。研究表明，如果有一个小时作诊断的话，心理医生会倾向于在最初几分钟先作出诊断，然后选择性地搜集信息来支持他们最初的诊断。执着于某一种快速得出的诊断，就相当于虔诚地拜倒在某一种疗法的鼻祖脚下。实际情况是，我们越感到忐忑，就越容易把各种体验纳入新的治疗模式中。问问你自己：我对某种理论或技术的崇尚是否反映了我自己内心的挣扎？选择这种理论流派是合理的吗？对于坐在斜对面的那个人真的有帮助吗？

选择一条行动路线并且追随下去,这是需要勇气的。承认错误并选取不同的途径也需要勇气。有一个寓言想说明老鼠和人的一种差异。如果你把奶酪从老鼠期望存放的地方拿开,老鼠就会到别的地方去寻找。相反,人会在同一个地方一直找下去。为什么呢? 因为我们人类认为奶酪应该在那个地方! 我们的信条指导着我们的行为,但我们的信条常常是错误的。简单的答案虽然可以满足我们迫切的心情,却常常带有局限性;如果处理的问题是关于人这么复杂的生物,情况更是如此。

救世主之梦

当求助者第一次走进你的工作室,你不可能知道自己能否为他(她)提供帮助。有的求助者就是不适合你;幸运的话,他们会找到能够提供帮助的其他咨询师。还有的求助者多年来找过多个咨询师,每个咨询师都对他(她)的成长和康复起到一定的作用。我接待过一些患者,他们最终在别的咨询师那里取得主要的治疗效果;也有一些患者,感谢我提供了他们在别处得不到的帮助。看起来不成功的治疗,可能为患者以后在别的地方得到成功的治疗而打下基础。如果患者弃我而去,我就想象自己在为别人的治疗获得成功而做准备,同时想象别的咨询师在为我将来的患者做着基础性的工作。

我开始学习咨询后不久,就做过一个让我尴尬而又受到启发的梦。在梦中,我坐在当事人的对面。他是我四五个当事人的综合,他们的面部特征、姿势和问题融合到一个人身上,让我觉得自己似乎在做梦。我坐在那里,并没有真正地倾听,而是想着等一会该说什么。我正准备说话,突然感到一股情绪在我内心涌流,仿佛我即将说出某些非常深刻的话来。此时响起了天使的合唱，并有光线穿过天花板照射下来。我以为上帝即将走进房间，此时突然明白了自己正在扮演上帝的角色。

　　我醒了，从床上坐起来，有点吃惊，有点自嘲，突然脑子变得非常清醒。在我的幻想中，我把自己的咨询师角色同拯救者联系了起来。我意识到，我把自己的工作看作是在拯救求助者——手段就是说出奇迹般的话，做出奇迹般的事。我在后来几个月的治疗实践中不断探寻这个梦的缘由和意义，不过当时我马上就痛苦地明白了一件事情：我是在自找失败。我不过是个凡人，怎能创造出神话般的功效——那种幻想不过是我的潜意识吸收了好莱坞魔幻大片的剧情。

　　我们来学习心理咨询，都带着潜意识中想完成的任务：寻找自我，保持安宁，或者拯救家人。我们当中很多人，在成长过程中听到过别人说我们是很好的倾听者，说我们善于调解家庭纠纷，或者善于调节亲友的情绪。如果我们潜意识中的任务被辨认、被理解并被融入到与患者的接触中，我们的咨询工作就能做得更好。如果我们只从潜意识中的幻想出发，我们对很多患者的治疗就注定要失败。当幻想破灭，我们就容易感到忧郁和失望，我们还可能把自己的事业变成一种苦役。

　　为了接纳当事人，我们首先要学会接纳我们自己。这可能是一项最大的挑战。

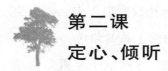

第二课
定心、倾听

> 激动是很容易的，只要你有这个意愿；难的是平静……
>
> ——芭芭拉·金索耳佛①

咨询师工作的要点就是能够定心（centered）、专注和倾听。这就要求我们调动自己全部的智力和情绪管控能力。要想保持冷静并且引导治疗的方向，思考和情感都是至关重要的。

在你接到求助者最初的电话并约好面谈时间的那一刻，你与求助者的关系就开始建立了。你开放的姿态、探究的意愿和关切的心情都会通过专注的倾听与音调的变化传递给他（她）。记住，除此以外你没有第二个机会给当事人留下好的第一印象！进化使我们的头脑尽可能快地评价别人，所以第一印象显著而又持久地影响别人对我们的感受。

回应求助者的第一个电话时，要试图保持你做咨询的那种心理状态（当然，对求助者全部的电话都应该这样）。不要一边跟他们打电话一边看电视，一边与配偶争吵，或者一边开车。尽量用座机给当事人打电话，好让他们与你的交流不受到静电噪声的干扰，也避免突然掉线。要特别注意这个事实：当事人与你的一切交流都是他们咨询经历的一部分。商讨付费的问题，要求改变预约的时间，以及打电话来寻求安慰，都属于治疗关系的某些方面，都有治疗的意义。

---

① 芭芭拉·金索耳佛（Barbara Kingsolver，1955—　）：美国畅销书作家。著有《毒木圣经》（*The Poisonwood Bible*）、《动物，植物，奇迹》（*Animal，Vegetable，Miracle*）等。——译者注

　　不要以为你们的关系是从白纸的状态开始的。虽然你对求助者的咨询工作开始于他（她）打来的第一个电话，但是对求助者来说，他（她）与你的关系在第一次接触你之前就已经存在很久了。这种关系产生于他们过去与照料者、医生以及其他咨询师接触的经验之中。这些过去的经验与他们走进你的咨询室那一刻所抱有的期待和畏惧混杂在一起。每个新患者的经历都使他们产生乐观与悲观两方面的期待，这将体现在治疗关系的发展进程中。

　　你可以坦率地询问当事人对治疗的顾虑和期望，把这种询问作为开场白。你可以考虑一下这样的问题：

- 你以前接受过心理治疗吗？
- 你觉得以前的治疗怎么样？
- 你对心理治疗方法和心理咨询师有什么看法？
- 你认识在心理治疗中得到过帮助或者受到过伤害的人吗？
- 在我们共处的这些时间里，你想得到什么？

　　当来访者攻击他们以前接触的咨询师或者对你的技能表示怀疑，你不要采取防御姿态。他们这些记忆、情绪和关切都是治疗关系的一部分，并且可能包含着有关当事人的重要信息。你如果发现自己确实采取了心理防卫，就试试深呼吸，并且反省一下自己的情绪。来访者触动了你哪根神经？他（她）确实在攻击你吗？还是你自己的脆弱和不安全感让你有这种感受？这都是可以与你的督导或者你自己的咨询师探讨的好问题。来访者需要我们坚强而自信得足以承受我们本不该承受的批评和攻击。这类攻击常常源于当事人的某些记忆，我们需要帮助当事人意识到这一点并加以理解。

从容、定心

求助者对治疗的情绪氛围和交谈环境非常敏感。我的咨询室位于一个安静的大环境中，这让我很珍惜；要知道，在这里进行的咨询是我每周工作的重心。你对待咨询的态度应该综合沉着冷静与专心致志两种要素。我认识的不少咨询师总是忙这忙那，思绪烦乱，从未真正关注过任何一个来访者。当事人向我评论过以前看过的某些咨询师，那些咨询师似乎一直心不在焉、烦躁不安而又容易激动；信不信由你，有的咨询师甚至在治疗过程中打电话！这不一定是因为他们稀里糊涂或者对当事人漠不关心——他们只是被日常事务压得喘不过气来。应该让咨询室成为一个脱离世事纷扰的港湾，这对你和你的当事人都有帮助。

一个整天手忙脚乱的咨询师不是好的咨询师。下面五个基本策略有助于你集中注意力：

- 留出充裕的时间上班，免得急匆匆地赶到办公室。
- 把每次治疗之前的 5 分钟作为放松、养神的时间。
- 在一天的工作当中穿插休息、阅读或交际的时间。
- 不要把你的工作日安排得满满的，以避免心情和体力的透支。
- 监测你的情绪和体能状态，必要时加以调整。

要特别注意咨询室的布置。营造一个让你感到舒适的环境，在四周布置一些让你平静而专心的东西。舒适的沙发和靠枕以及柔和的灯光都有助于营造反省和沉思的氛围。我挂了一幅孩子们在海滩玩耍的画，摆了一些旧书，放了一些古董家具，向来访者传递协调、踏实和关心的信息。我的办公室还摆放了一些蜡烛和一套小的音响设备，它们都可以帮助我在咨询间期放松。我会花点时间伸伸懒腰，看看报纸或者给朋友打打电话，以达到放松的目的。我的办公室满是旅游、哲理和科学方面的书。我甚至还有一个专门的抽屉摆放点心、饮料和糖果来慰劳我自己。要把你花在工作环境和修心养性上的心思看作对自己心理状态的投资——这种投资总会回报到求助者身上。

倾听的力量

我们的社会几乎完全是以行动为导向的。我们根据自己做过什么、正在做什么、计划做什么来衡量自己的价值。我们随身带着记事本、电子辞典、寻呼机、手机，头脑中充满了对话、音乐和车辆的声音。在各种活动的漩涡中，我们喊叫着过生活，使倾听降级成被动的"惰态"（nonactivity）。有意思的是，尽管如此，我们都渴望得到另一个人关心而又认真的倾听。

当我偷听别人的对话时，我常常吃惊地发现人们很少关注对方。他们的交谈往往是轮番的自说自话，每个人只不过是在利用对方来引发自己的考虑和联想。有时候，倾听的艺术似乎面临着灭绝的危险。我猜想，心理治疗之所以在现代的城镇化社会里大获成功，一个重要的原因就是心理治疗满足了人类的一项基本需要，那就是每星期至少要得到几分钟的倾听。

专注的倾听是一项核心的治疗技术，也是我们可以给别人的贵重礼物。你的出现和关注就是有效的治疗元素。不要觉得有压力而去打破沉默，得出草率的结论。我在咨询中做过耐心这方面的实验。我发现，如果我有耐心，当事人往往会自己得出结论，这些结论与我几分钟前想给他们下的结论一模一样。我觉得，最好让当事人发现自己的领悟从而感到满足并为这一过程感到骄傲。

最有益的倾听发生在包含了温情、欣赏和尊重等积极因素的人际关系中。这样的情境提供了一个平台，让我们可以清晰地表达自己的思想，并且更好地理解自己的内心世界。通常我们只有在聆听了自己的言语之后才能理解我们的思想。你的工作就是成为那个倾听的人，这样才能让你的来访者学会倾听他们自己。

你有基本的倾听技巧吗？请你回答下面几个问题：

● 你能排除让你分心的干扰吗？

● 你会避免打断来访者吗？

● 你会通过表情和身体语言表示对他（她）的话感兴趣吗？

● 你听得懂言外之意和话语背后的情绪吗？

在治疗过程中，在听咨询录音时，请注意上述倾听技巧。

对来访者而言，哪怕你是刚入行的咨询师，你也有一个明显的优势：旁观者清。这是件好事。仅仅因为用不同的眼睛看世界，你就可以向他们提供不同的视角来看待他们的言语、行为和情感。利用你的有利位置、个人经历和防卫方式，你就有可能向他们提示新的、有益的见解，使他们重新看待自己的生活。这其实是心理治疗的基石。

眼神交会

眼神交会是一种有力的交流方式。对于我们这样的灵长类来说，盯着眼睛看是一个重要的举动,可以帮我们建立依恋,发出威胁信号,以及读懂别人的内心。有一种神经反射是与生俱来的,就是把头转向别人并且盯着别人的眼睛看。这可以让自己迅速与别人建立联系;这种反射还影响了我们大脑的发育,并且陪伴我们终生。通过目光和表情,我们既可以传递深切的爱,也可以传递强烈的恨。眼神飘忽说明心里有鬼,秋波暗送可以引起性兴奋,眉头一皱则表示心存怀疑。眼神交会和面部表情对生存而言至关重要,所以我们相应地进化出复杂的神经网络,使我们能够解释眼神和表情当中的无穷含义。

基于经验和文化背景,目光接触可以有很多种意思。同样的一个眼神会带给不同的当事人很不相同的体验:你一直盯着对方,有的人可能觉得很舒服,有的人却大为不满,要求你别盯着他看。这些反应是在潜意识中与移情的其他方面纠缠在一起。对目光接触的反应可视为一种内隐记忆,它反映了某些可能很重要的事情,其中包含着爱恨情仇。它也可以提供重要的信息,让你洞察当事人的焦虑水平、社交能力以及自我认同程度。

正如使用心理治疗的任何其他工具一样,你使用眼神的能力取决于你对自己的了解和你对别人的洞察力。首先,你要知道目光接触在你心中唤起了什么。你的反应可以从你自己的经历、文化和个性当中得到解释。尝试回答下面几个有关你自己的问题:

● 被注视的时候,我感到舒服吗?

● 我被注视会让我产生什么样的情感? 想起什么样的场景?

● 我猜想那个注视我的人在想什么?

● 对于不同的求助者,我的眼神不一样吗?

● 我正在通过我注视来访者的方式向他们传递我的某种情感吗? 我对他

们感到恼怒、不耐烦,还是我受到了他们的吸引?

从来访者的视角而言,你究竟看起来怎么样?你一直盯着来访者看,眼睛都不眨一下(这可能有点吓人)?你的目光使你显得心不在焉、不感兴趣或者怒气冲冲?读懂别人对你的反应,并且把这种认识运用到同求助者打交道的时候;如果求助者显得温顺、焦虑,或者他们经历过特别痛苦的人际关系,就更要读懂他们的反应。

当来访者对你的注视产生强烈的负面反应,你不要惊慌。在你静静地倾听他们说话的时候,求助者突然攻击你,这也是可能发生的事情。对此要加以探究,而不要退缩;求助者的反应说明了他们内心有某种东西被激发出来,这正是你想了解的。集中探究那一刻他们对你的感受。询问他们的想法、情绪、疑虑和畏惧。询问他们记忆中有无激发类似情感的经历。通过检查他们经历中的这些要素,你可以发现他们在潜意识中对你以及他们生活中的重要人物有何成见。换句话说,来访者的眼睛是一扇窗户,从中可以窥视他们以前的亲情和依恋关系。

在实际操作上有一点要注意:最好不要把座椅摆放得直接相对。座椅的摆放要有一定的角度,使来访者可以轻松地避开你的目光。还有一个好办法,就是在最初的几次治疗中问一问你的来访者——在咨询室中与你相处的感觉如何。这可以鼓励他们谈起对咨询过程的体会,鼓励他们谈起为何对你作出那样的反应。这还让他们知道,讨论与你交流时的情绪,也是治疗过程的必要部分。你要愿意在治疗的初期改变咨询的环境和你的行为,让来访者感到舒适一些。有的来访者需要坐得稍微远一些,有的需要你眼神别一直盯着他(她)。当来访者的兴奋状态在低度与中度之间起伏,治疗的效果最好。如果你眼神的凝视和身体的靠近(或者治疗情境中的其他方面)引发来访者太多的焦虑,就可能阻碍咨询工作的进展。

　　总体而言,我的经验是,大多数来访者希望你在大多数时间注视他们。他们可能并不想一直与你保持目光接触,但他们会每隔一段时间就查看一下以确保你在注意他们。我询问过一些来访者:如果我看着别的地方而不是看着他们,他们会不会感到更舒服。除了那些非常焦虑的来访者,别人都说他们希望我注视他们。你的眼睛看着别的地方,会让大多数来访者觉得你厌烦他们、漠不关心或者心不在焉。我们持续而关切的注意是治疗得以成功的要素。

心理治疗中的沟通风格

　　广播、电视里的咨询师说起话来需要有趣、动听才能吸引听众和观众,但你不必这样做。关注你的来访者,远比想出漂亮话重要。要避免为了想出妙语而分神。我是在受训的早期从我的第一位督导那里学到这一点的。他当时听到我向来访者提供一个又一个复杂的解释,忍不住把我拉到一边问道:“你觉得他理解你所说的话吗? 你没有注意到他一脸的困惑吗?”

　　我当时正在拼命地让他想出一条出路以摆脱他的痛苦和迷茫。这一过于理性的办法使我把自己的心理防卫机制投射到来访者身上(这是我众多逆移情的表现之一)。我慢慢懂得,与其为了拼凑出一些“金玉良言”而冥思苦想,还不如少向求助者作一些阐释(interpretation);只需专心倾听他们说话。

　　大多数求助者在咨询过程中需要领悟的道理与依恋、抛弃、爱和恐惧有关。这些基本的情感过程在灵长类时期和人脑的早期发育阶段就已形成。这些情绪的语言是非常简单、原始的——它是儿童期的语言。

你带入治疗过程的语言和思想越复杂，就越可能刺激来访者产生过于理性化的防卫心理。KISS 规则（keep it simple，stupid；让它显得简单、傻瓜式的）本来是设计工程师的法宝，对我们也很有用。

治疗当中真正的获益是掺杂了认知成分的情绪体验，这会让来访者的生活质量发生改变。我们试图让当事人少说废话、多说实话。你的沟通风格应该是切中要害、点到即止。清楚、简洁而又准确的陈述，结合随后的沉默，可以增加效果。这也可以给来访者留出时间去思考这些评论并且展开他们自己的联想。

让我们来考虑一下两种说话的方式（对一个悲伤的来访者）有何不同。你可以说：

"我可以看出来，你今天想要开心却开心不起来。我不知道在过去的几天或者几个星期当中，你是不是也感到沮丧、忧郁、无望或者任何类似的情绪？"

你也可以说：

"你今天挺悲伤的，我为此也感到难过。"

如果你听到来访者为了他与父亲的关系而苦苦挣扎，你可以说：

"你与父亲的关系是有问题的。你们两人之间存在着竞争。但他好像总是很在乎你的成就。他是真的关心你呢，还是因为你的成功而让他觉得自己脸上有光彩，这可很难说。"

你也可以说：

"你希望父亲纯粹地喜爱并且接纳你。"

在这些例子中，简短、直接而清晰地表达情绪都更有效力得多。这样做不会因为太多的词语而让当事人分心并费解。说出一种情绪，并且不要妨碍求助者体验自己的内心——你要允许他们继续关注自己的体验。

　　我们的沟通风格体现了我们的才智和人际影响力,还体现了我们的防卫和应对(coping)机制。这在日常交际当中没什么大问题,但是我们沟通风格的某些方面在治疗过程中会妨碍最佳疗效的取得。对治疗无益的沟通风格,例如过于思辩的方法、不断的解释或者诊断当事人的每一步行动,可以让我们自己感到舒服,对于来访者却没什么帮助。

　　有一天在讲课的时候,我挑选了两个学生进行短程治疗的配对演示。扮演"来访者"的学生碰巧在当天早些时候遭遇了车祸。她吓得发抖,语无伦次地讲述她在交叉路口被另一辆车从侧面撞击的经过。"咨询师"问了很多警方调查一样的问题,例如碰撞的角度、双方车辆的品牌和型号、碰撞时的车速。这些问题切断了当事人的情感,迫使她先满足调查人员的要求。这种互动显然是以咨询师为中心的。

　　在配对演示之后的课堂讨论中,咨询师的交流风格成为大家关注的焦点。经过一番抵触之后,扮演咨询师的人说他能够反思自己对"当事人"的经历有哪些情绪反应。他承认,一听到"当事人"的交通事故,他就感到焦虑,因为他在一年前曾遭遇一起严重的车祸,至今还害怕开车并且有相关的梦魇和躯体不适。

　　通过讨论,这位咨询师得以明了当事人的情感触发了他的恐惧。他当时搜集事实、关注细节,可以让他避免产生情绪反应从而保持镇定。他那侦探般的工作照顾到了他自己的情感需要,对当事人却没有什么帮助,也不能做到与当事人共情(empathy)①。"当事人"后来则说,与"咨

---

①　共情(empathy):又称"共感"、"神入"、"替代体验",是指深入他人主观世界并了解其感受。它本来由卡尔·罗杰斯提出,作为心理咨询的一项基本技术,包括三方面含义:①借助求助者的言行,深入对方内心去体验他们的情感、思维;②借助知识和经验,把握求助者的体验与他们的经历和人格之间的联系,更好地理解问题的实质;③运用咨询技巧,把自己的共情传达给对方,以影响对方并取得反馈。后来,精神分析学派对这一技术也很重视。——译者注

询师"的互动让她想起她父亲在她小时候的做法——让她做一些事情，给她食物或者小玩意，从而使她从情绪问题上转移注意力。这场没有治疗效果的互动以及其中明显的逆移情给每个人都上了一堂有意义的课。

另一种常见却无益的交流风格是急于下结论、急于给问题贴上标签。给问题贴上标签，就为我们设定了一条道路，让我们可以离开困惑的状态，并且让我们感到自己了不起。但是给问题贴上标签并不意味着解决了问题，关键要看这样做是否有利于对患者进行心理干预。贴标签最糟糕的后果是打定主意之后就排除了其他可能的诊断。这种现象在心理治疗中是很普遍的，我称之为"过早固守条条框框"。

我们对待来访者的方式反映了我们自己的需求、应对方式和防卫机制。我们不假思索地认为别人采用我们的防卫方式也会受益，我们还慷慨地（常常是无意识的）试图教会别人采用我们自己的策略。毕竟，花必要的时间去了解别人从而发现他们需要什么，这是一项困难得多的工作。要想真正了解别人，就要愿意去往他们想去的地方，而不担心这样做会带给我们什么感受。我们的防卫反应防止我们接触自己内心世界的某些部位，同样地，我们的交流风格也防止我们接触到来访者让我们感到焦虑的方面。随着我们对自己的内心世界越来越了解，我们的交流风格就会得到拓展，变得越来越灵活，越来越适合别人的需要。

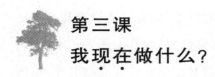

第三课
我现在做什么？

> 人类无疑能够通过有意识的努力去提升自
> 己的人生，这是我所知道的最令人振奋的事实。
>
> ——亨利·戴维·梭罗[①]

心理咨询就像一个漩涡，混杂了言语和思想，情感和需要，艰难的现实和超脱的幻想。在这一高度复杂的复合体之中，刚入门的咨询师竭力想找到自己的方位并维持自己的方向感。如何将临床的理论用于实际的操作，他们既没有信心也没有经验，就依赖自己的直觉来指引自己。在缺乏临床经验的情况下，这些直觉从哪里来？在大多数情况下，这些直觉是我们自己人际关系的产物，它们当中有的对治疗有帮助，有的则没有帮助。我们需要一定的时间才能对其去伪存真。直觉是心理治疗必要的导航工具，但光有直觉是不够的。我们感到迷茫的时候，就会六神无主；此时若不对个案进行梳理，如果制订不了治疗计划，就会一直陷入困惑当中。

当初开始接受培训的时候，我觉得自己有一个万全之策来帮助来访者，就是说服他们用我解决自己问题的办法来解决他们的问题——也就是说，不考虑问题出在哪里，不在乎他们能做什么，也不顾及事情的背景。当这种天真的想法失败之后——这是即刻的事情——我一头雾水，

[①]　亨利·戴维·梭罗（Henry David Thoreau, 1817—1862）：美国作家，代表作是《瓦尔登湖》。——译者注

不知道下一步该怎么办。在掩饰了一段时间之后,在感到挫败和窘困之后,我终于向督导承认自己没了方向。可喜的是,他马上回答:"不要紧,让我们把这事儿搞定。"我首先遇到的挑战是把原来的观念抛弃掉,不再认为自己的防卫策略对每个人都适用;第二个挑战是真正把心理学的理论用于临床工作。

我很快发现,把课堂上学到的东西用于治疗来访者,跟做一个好学生相比,需要完全不同的技能。治疗当中的情绪问题、求助者人生经历的复杂性、需要处理的海量信息使临床情境下的理论应用变得很困难。正因为这些挑战的存在,对于治疗(在总体上)和对于当事人(在细节上)采取清晰而简洁的思维方式是非常有帮助的。

在过去的一百年当中已经产生了成百种的心理治疗方法,但只有少数几种经受住了时间的考验。当前,大多数咨询师采用的理论和技术可以分为四大流派:家庭体系的,认知行为的,精神动力的(psychodynamic),以来访者为中心的(或者存在主义与人本主义的)。大多数类型的心理治疗其实是这些理论的复合体。对每一种流派详加讨论并非本书的宗旨,下面介绍的一些普遍原则却可以作为避免迷失方向的地图。

心理咨询概述

一切治疗流派的设想都是减轻痛苦,减少症状,提高当事人应对生活当中各种应激源(stressor)的能力。在成功的治疗过程中,我们学会体验、理解并调节情绪。每一种疗法最终都会向患者传授某些新的思维方式去看待自我、他人和世界。在这个学习的过程中,通过与咨询师的互动,患者可以形成新的自我概念。

从根本上说,心理咨询是提供一种帮助当事人学习的人际环境,这在很多方面都类似于好的父母抚养孩子。不论是心理咨询还是抚养孩子,都让人学得很快,这是因为有了良好的教养环境,与富有同情心的人在一起,并且得到了迎接挑战的鼓励。在中度兴奋的情况下我们学得最好:太低的兴奋程度让人昏昏欲睡;太高的兴奋程度则会让人受不了,使人无法进入积极的学习状态。

每一种心理咨询都努力让当事人产生一种新的体验,从而

● 检查当事人头脑中的成见与信条
● 扩展对自我的觉知
● 增加对现实的检验
● 帮助当事人面对那些引起焦虑的经历
● 纠正那些消极的自我对话
● 更新对人生的理解,以提高当事人的适应能力

心理咨询探索并检查当事人的行为、情绪、感觉和认知,目的是扩展当事人的觉知,并且提高多方面体验的整合。在大多数情况下,心理咨询最关注的焦点是情感和认知(思维)的整合。通过改变情绪和认知过程的激活方式,当事人的大脑可以修通负责这两大功能的神经网络。治疗流派的不同,主要在于它们对人脑的功能有着不同的关注并且采用不同的技术来调节和整合这些功能。由于理论取向的不同,上述过程的结果被称为自我力量增强、情绪调节、分化(differentiation)或者症状减轻。

说什么? 做什么?

说什么和做什么的问题有多种形式:

●我该问什么?

●我怎样才知道该关注什么?

●我应该有多活跃?

●我该采用哪些技术?

●我何时该说话,何时该沉默?

●我何时该进行解释?

●我该采取何种干预?

对这些问题的具体回答,取决于你选取何种流派的理论,以及你对正在咨询的来访者形成了何种概念。一般而言,你的理论知识会帮助你去理解当前的体验,得出诊治的假设,以及产生下一步的想法。

我们假设有一个叫格雷格的年青人来找你,他患有中度的抑郁症,社会交往很少。由于理论取向的不同,这一个症状就可以激发咨询师产生许多不同的观念、策略和技术。精神动力学的咨询师可能首先想到早期的羞耻经历使患者产生了负面的自我意象和较低的自尊;认知行为主义的咨询师会关注那些触发并延续抑郁症状的负面的自我陈述;家庭系统咨询师可能将来访者的抑郁症状看作家庭内部制衡的一个方面,将来访者视为替罪羊;存在主义咨询师可能注意到格雷格的生活缺少某种意义。这些很不相同的理论出发点将导致人们对精神疾病和心理健康产生不同的理解,并且导致咨询师建立不同的咨询关系,采用不同的治疗策略和干预措施。

能够产生积极效果的各种疗法有下面这些共同的因素:

●咨询师的关心、同情或者共情

●关心与责难的平衡

●舒适与紧张的平衡

● 情感与认知的平衡

● 把提高情绪调控能力作为一个目标

● 共同为当事人的生活创建新的解说，或者形成关于自我的新故事

与格雷格打交道的时候，我要把这些观念装进脑子里，首先就要建立一种关系，把我的关心传递给他，表示出我对他的忧伤和孤独有情感上的共鸣。然后我将对他那负面的自我概念采取支持与责难交相运用的办法，鼓励他与我分享困苦的个人经历，并且构建足以引发焦虑的情境让他面对畏惧的社交场合。我在与他探讨的时候，将交相运用支持与督促，始终鼓励他体验并表达某些情绪，以帮助他提高忍受更多应激①却不感到痛苦的能力。

一切形式的心理治疗都认可应激在治疗中的必要性——不论是卡尔·罗杰斯的人本主义疗法所提出的巧妙打破心理防卫，还是直面死亡这个无可避免的现实，以及认知行为疗法让恐惧症患者暴露在引起恐惧的刺激面前。各种流派都认为，学会在每个患者身上取得一种给予呵护与施加压力的正确平衡，是对咨询师的关键挑战。凭借这种平衡，情绪的唤起伴随着情感的表达，最能促成情感的成熟，帮助患者获得顿悟，并且减轻症状。这是弗洛伊德的基本看法之一，也被各种流派的治疗理论作为核心思想之一。

在心理治疗中，让当事人把问题弄明白是不够的。当事人明白了怎么回事，这只是个空洞的胜利；取得了对问题的一大堆心理学解释，问题

---

① 应激（stress）：即"紧张状态"。原指一个系统在外力作用下，对抗外力所出现的超负荷过程。Hans Selye 将其引入到生物学和医学领域并作了奠基性的研究，认为应激是机体在各种内外环境因素与心理、社会因素刺激下所出现的全身性非特异性适应反应，包括警戒期、对抗期和衰竭期三个阶段。引起应激反应的刺激称为"应激源"（stressor）。个体对抗应激的策略称为"应对"（coping）。——译者注

却没得到解决。另一方面,若不经有意识的思考就对情绪进行表达,也不会使当事人产生积极的改变。不论何种流派,咨询师都会鼓励那些被情绪压垮的患者去思索真正解决问题的办法,并且帮助那些情绪被封存的患者去体验和表达情感。

在心理咨询的过程中,我和格雷格将形成一些彼此都认可的语言,以帮助他重新看待自己和周围的世界。这种"共同创作"出来的叙事方式将作为他未来体验和行为的蓝图。这整个过程是怎样起作用的,格雷格从咨询中获得何种评述问题的方式,将在很大程度上取决于我的理论取向。

除了理论流派之外,还有三种基本的方法可以引导你的治疗,那就是:(1)个案概括;(2)治疗计划;(3)个案笔记。它们将帮助你明了治疗的过程,知晓那些理论如何在当事人身上起作用,掌握每一治疗阶段的重点。督导将会向你提供这些技巧。具体的细节将会因为场景和督导的不同而有所差别,所以不要太计较其形式和术语。最重要的是学会并掌握这些基本的原则——你在整个职业生涯中、在各种情景下都可以用到它们。

个案概括

个案概括(case conceptualization)其实就是把你掌握的某种理论应用于当事人。它提供了一种方法,让你理解当事人精神痛苦的原因和疗法,并且理解治疗的原理。它将当事人内心困苦的原因、结果和各种后续问题放进一个理论框架,从而得出指导治疗的方案。

案例概括就是:

● 描述当前的问题、症状和可能的诊断

● 从理论上解释这些问题为何出现、怎样演变

● 大致说明这些问题应当怎样表述、如何治疗

　　心理问题通常是生物因素和社会因素交互作用的产物。养育问题、应激、创伤和代谢障碍都可导致精神上的痛苦。精神动力学、认知行为主义和其他流派对于问题如何产生、如何持续、如何治疗都有假定的解释。你的案例概括就要利用一种或者多种流派把当事人的困苦与治疗计划联系起来，并且设定具体的目标。

　　假设你决定用认知行为学派的技术来治疗格雷格。你一开始就可以用《贝克抑郁量表》来测量他的抑郁程度。你会评估他的自杀倾向，了解一下家族史，并且商讨药物治疗的可行性。然后你将检查他对自我、对世界、对未来的想法，并且详细评估他的日常活动。治疗策略将包括矫正他的负面认知，鼓励他参与带来积极社交体验的活动——从而拮抗孤立和怠惰所造成的抑郁情绪。你与他的交流应该是积极主动的、组织严密的，你将给他布置家庭作业，还用客观量表和行为图谱来检查他取得的进展。总体目标是降低他的抑郁程度，减少他在社会交往上的孤立状态。

　　如果从精神动力学的角度来治疗格雷格，情况就显得很不相同。虽然你也会评估他的自杀意向，还可能会转介①他同时接受药物治疗，但是除了这些基本的措施之外，你与他的关系不会像认知行为治疗中那么富有结构性，你对治疗的引导也没那么主动。你可能会假定格雷格的抑郁源于他早年的成长遇到过创伤或者依恋方面的困难，你将鼓励他诉说自

---

① 转介(referral)：当咨询师不能或不便为求助者提供最适合的服务时，经过与求助者协商，将其移交其他咨询师或机构。

己的童年、人际关系和在治疗中的感受。你将要求格雷格谈论他对你的情感,与你分享他所做的梦,展开自由联想,并且讨论他的幻想。至于评估治疗是否成功,更看重格雷格是否觉得自己正在以积极的方式成长。

通过对同一个病例的两种疗法,你可以看到,你在理论上对病例的概括导致了不同的疗法、不同的咨询内容,当事人对治疗关系的体验也不同。治疗该如何操作? 这样的问题并没有统一的答案,因为对这种问题的回答取决于你的理论取向。我鼓励你参与那种可以从多种理论体系来概括病例的培训。养成对个案进行概括的习惯;假如遇到困难或疑惑也不要灰心,因为这项技能需要时间和练习。个案概括是你的路线图;不要做一个不问方向的人。

治疗计划

就像个案概括一样,治疗计划也是建立在你的理论取向之上。先为当事人制定目标,再倒过来制订达到目标的干预措施。把治疗目标与干预措施联系起来,通过战胜逐渐增加难度的多项挑战来趋近最终的目标,这就是治疗计划。在这些引导治疗的一系列目标中,你达到了哪一步,这可以用来衡量治疗的进展。

格雷格的治疗计划包括增加他的社交活动。这一目标可能是让他每星期参加三次社交活动。作为实现这一目标的先决条件,治疗计划可以包括:自信训练;转介他接受团体治疗;向他传授放松技术,让他在社交时运用。治疗计划还可以包括:让他每天至少给一个朋友打电话,以加强他的社会联系;当他状态稳定之后,再鼓励他结交新的朋友。格雷格在社会交往方面的进展一般可以用他每周的社会交往次数来衡量。

要想把求助者在治疗中的挫败感减到最少,你就需把达到最终目标的各个步骤分解成可控的部分。没有完成某一步骤,可能是因为你没有重视某个需要先期完成的中间步骤。如果是这样,你就要主动为这次失败负责任,才可以让求助者恢复信心。如果格雷格虽能做到去参加聚会,但他过于紧张,大部分时间呆若木鸡,那么他的焦虑显然应该受到重视。这样一来,"失败"可以被重新界定为"试验",因为它可以为将来的进展提供重要信息。

个案笔记

个案笔记应当简洁并抓住重点。这种记录通常是保密的,但总有可能被求助者看到,或者因为法规方面的原因而出示给其他人。我主张案例笔记应当简洁并且避免记录不必要的、可能造成尴尬的私人信息。当然,涉及威胁和危险的紧急情况都应该被记录在案。要记录交谈的主要内容,还有守约、爽约或迟到以及付费的情况,这些方面在治疗上都有意义。除了这些基本的方面,个案笔记的内容还取决于你的理论取向和想追踪的信息。对于个案笔记,不同的治疗情境有不同的标准,你必须了解并遵从这些要求。

格雷格这一案例的笔记将包括治疗计划的主要内容、治疗过程中已经完成的步骤、治疗过程中还有哪些阻碍以及当事人的反应。用这些记录来避免治疗偏离方向,并且帮助你按照步骤达到目标。在治疗之前瞥一眼个案笔记,可以让你迅速进入治疗当前这个求助者的状态。当你每星期要接待很多求助者的时候,这就更为重要。

有时候,我用一种特别的方式做记录,并且把它给求助者看。当求助者多疑或者不信任你的时候,这样做很重要。当求助者表示很在意我对他们的看法或者很想知道我记录些什么,我就把记录递给他们看。当他们明白我的笔记与刚才谈论的内容完全对得上号,就不再感到紧张,很少要求再次看我的笔记。这是一个建立信任感的好办法。

既然我们都感到取得疗效是必然的,那么提醒一下我们的起点,将会起到鼓舞士气、振奋人心的作用。个案笔记的记录方式可以是描绘出求助者的进展过程,从而让求助者体会到成就感。你也可以与求助者共同在图表或者条目上做记录,以此作为向治疗目标逐步前进的日志。这样的个案笔记增强了与求助者的合作,邀请他们共同做记录也表示你看重他们现实的和潜在的能力。

第 22 条军规

咨询新手要将理论和实践联系起来并不容易。我们刚开始接待求助者的时候,心理治疗的理论知识和实践经验存放在我们头脑中的不同区域,它们之间的沟通较为困难。培训课程有的关注理论,有的讲解实践,并且指望课程之外的督导去把两者联系起来。很多督导却以为学生已经在课堂上学会将理论和实践整合起来了,这就产生了心理治疗培训当中的"第 22 条军规"①。学生被蒙在鼓里,以为自己已经学会了督导认

---

① 美国黑色幽默作家约瑟夫·海勒选取自己在二战中担任空军中尉的某些经历,创作出成名作《第二十二条军规》(Catch-22),描写了这样的规定:只有疯子才能获准免于飞行,但必须由本人提出申请。而你一旦提出申请,恰好证明了你没疯。第二十二条军规还要求,飞行员飞满若干次数就能回国,但你必须绝对服从命令。那么,只要上级提高要求,飞行员就永远飞不够足以回国的次数。Catch-22 已成为一个独立的单词,形容任何自相矛盾、不合逻辑的规定或者类似原因所造成的难以摆脱的困境。——译者注

为他们应该掌握的东西。很多学生到这时会觉得有点不对劲,但却把自己的糊涂隐藏起来。我当时就有点装模作样,到这种情况下总是转换话题,直到最后才卸下了伪装。

要避免这种"第 22 条军规"。不但要重视理论和实践的学习,还要把这二者结合起来。理论与实践的结合是一套独立的技巧,需要得到不断的指导和反复的练习。你要敦促督导详细讲解如何将某一流派的理论应用到个案的概括、治疗和记录。如果你发现培训班上没有讲解这种整合,督导也没有时间或者没有能力来提供这种培训,你就要从别的人物、著作或者培训班那里获取这种培训。如果没有这些技能,成为合格、成功的咨询师不仅是困难的,而且是不可能的。

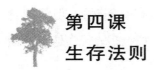

第四课
生存法则

> 我们必须把故事讲出来，否则它们将会湮没。若没有
> 故事，我们就记不起我们是谁，也不知道我们为什么在这里。
>
> ——苏·蒙克·基德[①]

几年前，我向一批精神分裂症患者和他们的家属讲解精神疾患。在那一个小时当中，我讲到各种精神症状，药物治疗以及其他多种可行的治疗。结束讲解之后，我回答了几个问题，让听众进行了简单的讨论，然后因为天色已晚就结束了讲座。就在我收拾东西的时候，一个病人走上前来，用力地握住我的手，说道："讲得真好，医生。你简直是一支信息的栓剂（a suppository of information）！"

我起初以为他的话属于联想松弛，然后我疑心他是想告诉我，我该怎样把自己的专业知识用于他的疾患。抛开他当时的真实用意不说，此后每当我把自己的角色看得太重要，我就回想起自己是一剂信息的栓剂，这帮助我更加清醒地看问题。

我们所做的工作是严肃而认真的。这种严肃而认真的工作有时候可能压垮我们。我们经常会发现自己的专业存在危险和陷阱。因此，一件有益的事情就是通过训练获得某些策略，让我们的职业生涯变得更快乐一些，更长久一些。下面介绍我觉得特别有用的几条"生存法则"。

---

① 苏·蒙克·基德（Sue Monk Kidd, 1948—　）：美国作家，代表作是小说《蜜蜂的秘密生活》（*The Secret Life of Bees*）。——译者注

看到病态的现象不要惊慌

回想我过去的经历，在临床上遇到下面这样的情景让我最难以保持镇定：

- 自杀行为或者以自杀相逼
- 自残
- 对儿童的性行为或者虐待
- 讲述创伤经历
- 处理来访者的性兴趣或者性暗示
- 精神病性的奇异观念

你若遇到上述情况中的任何一种，就要记住第一条生存法则：不要惊慌！合格的心理医生面对这样的挑战仍然会表现得合格。焦虑是理性解决问题的敌人，惊慌会使有经验的咨询师也屈服于"生存本能"而非运用专业知识。

如果病人的生活满是痛苦，症状又很恐怖，那么他们就会习惯于生活在一个被别人躲避和拒绝的世界。我们若能在他们表达痛苦的时候保持同情而非躲避，就为治疗布置好了场地——这让他们体验到一种不同性质的人际关系，在这种关系中他们的痛苦和一切感受都被接纳。不论他们是在讲述创伤故事，抑或他们将自己的挣扎体现在治疗关系之中，我们都要保持镇定、关注和息息相通，因为我们借此提供有治疗作用的医患关系。

我们之所以不能惊慌的另一个原因就更微妙而深奥。遭受过创伤或虐待的受害人经常发现：说出他们的经历常常给聆听的一方造成极大的不安，以致于他们要反过来关心那些本该提供关心的人。很多受害者说别人听到他们的遭遇之后受不了——很遗憾，真的是这样。受害人就学会了删减真相或者保持缄默，以避免让自己被拒绝，也避免让别人感到不安，避免自己的遭遇在别人身上引起情绪反应。对他们自己的事情闭口不谈可能是对治疗最不利的结果了。只有保持镇静，让求助者说出他们的痛苦经历，才能让他们不再扮演那个惯常的、但对治疗无益的照料者的角色。

我从业之初接待过一个年轻的男性求助者，让我们权且把他叫作肖恩。他真有戏剧表演的天分，一边绘声绘色地诉说自己的问题，一边做着夸张的手势，还在咨询室里走来走去。有一次，他把窗户打开，一屁股坐到窗台上。他拿起窗帘的绳子，灵巧地编起了绳结，最后竟然做成了一套完美的绞索。他手提"绞索"，把它晃来晃去，俨然一个刽子手。他不时瞟我一眼，看看我对他这些非言语交流的反应。他偶尔还把大半个身子探到窗外，而我们是在三楼。

这是我第一次在临床工作中感到惊恐。我想："天啦，我这个实习医生可要出名了，因为我的病人竟然在治疗当中跳楼了！我将会有官司缠身，这场官司将会闹得沸沸扬扬。我的考核还怎么通得过?!"每当他的头消失在窗户之外，我就转向咨询室墙壁上的单向玻璃，作出悲剧人物的表情，嘴巴则做出喊"救命"的口型。单向玻璃后面是我的督导和同学，他们都看着呢。

督导以他的智慧决定不干预。幸运的是，肖恩从未从窗台上跳下去。我后来意识到，肖恩是在考验我处置他某些行为的能力；他知道自己的问题很棘手。他想看看我有没有勇气和本事保持冷静并且忍受他——这是他的家人和朋友都做不到的。

多年来,我接待过割腕的来访者;还有几个求助者的父亲对我进行暴力恐吓,因为我举报他们虐待自己的孩子;我还倾听过最卑鄙的行为——当事人是个孩子,她不但受到精神折磨,还遭受虐待狂般的摧残。既有来访者出现癫痫发作,也有来访者出现糖尿病昏迷,还有来访者在咨询过程中因为痛苦的回忆而出现长时间的精神恍惚。尽管我并非每次都做得最好,但我始终牢记第一条生存法则——不要惊慌。只要我不惊慌,我就能思索当前发生的事情并想出办法。

熟能生巧。这样的情境你处理得越多,就越能保持冷静。这种经验的一个好处就是形成一种"对未来的记忆"(memory for the future)——意思是我们终于习惯于面对可怕的、危险的情境,并且知道我们在这些情境出现之后将会清醒地去解决问题并取得好结果。这种经历不断重复就会形成一种情绪记忆,让我们在危机情境中有办法可想,并且提醒我们总会解决问题。

除增强自信心之外,还有一个有益的办法,就是预先制订危机情境的应对计划。例如:

- 早在督导过程中就与你的督导详细讨论,你该采取什么样的办法来应对可能发生的紧急情况(例如来访者对自己或别人造成危险)。
- 把应急电话(包括督导的电话)设置成快速拨号。
- 如果来访者的问题较为严重或者可能存在危险,就把他们安排在督导或者其他专业人员就在附近的时候来接待。
- 当你接待棘手的来访者时,提醒一下同事,让他们警觉一点并在你有需要的时候提供援助。
- 当你觉得某位来访者不对劲的时候,要加以重视,并且在督导过程中加以讨论。

预料到那些意料之外的事

要想让危机情境得到成功的处置,就永远不要低估"有备无患"这条金科玉律。此时我们需要掌握第二条生存法则:预料到那些意料之外的事。发生极端情况的时候,你的头脑里要有以下几条原则:

● 不要觉得大难临头。来访者的强烈情绪(例如爆发出来的愤怒和失去控制的哭泣)一般会在一两分钟之后就缓和下来。

● 分清界限。当求助者有某种情绪的时候,并不意味着你也必须有这样的情绪。

● 保持镇定。只要你冷静地坐在那里,就会给求助者一种安全感,让他们冷静下来。

● 让求助者有章可循。当求助者的情绪失去控制,一个通常会有帮助的办法就是给予温和而坚定的指示,例如"我想,你如果坐下来注意自己的呼吸,会有好处的——让我们开始吧。"

● 让人看到希望。一方面要理解求助者的情绪,另一方面还要提醒他(她)事态会好起来的。当求助者知道你以前帮助过有类似问题的人时,往往会增强信心。告诉他们有哪些类似的求助者取得了很好的疗效。

● 讨论求助者的力量和资源。人们处于危机当中的时候,容易忘记自己的力量、资源和已经取得的成功。如果某次治疗很艰难,那么在结束之前花几分钟讨论这些方面,这不但能让患者看到希望,还能为患者提供进一步努力的方向,例如重建某些人际关系,或者从事某些在困难时期已经被遗忘的活动。

　　在某个星期天的早晨，有电话打过来要求我在当天下午为一个女孩进行紧急的咨询。当我到达办公室的时候，仙蒂正瘫坐在椅子上，像是在睡觉，又像是被惊呆了。她看起来那么憔悴，面色那么苍白，我马上担忧她身体的状态。我一走进办公室，她就以一种不带感情的语调告诉我：她昨天晚上在一家夜总会外面的停车场可能被强奸了。当时，她从东海岸大学预科放假回到家乡，跟几个朋友去跳舞。她习惯性地喝酒喝到不省人事，所以记不清当时是自愿的还是被强迫的。

　　仙蒂的话语犹如决堤的洪水；她想要、也需要把自己的一切想法和感受都告诉我。她讲述了好多往事，例如暴饮暴食，吸食可卡因，酗酒，发生多起严重的交通事故，功课不及格而留级，成为好多个男友的牺牲品。仙蒂还告诉我她那快乐的童年，还有父母在她很小的时候就把她送到寄宿制学校。她讲了将近 90 分钟；我没有打断她，因为我感到她需要一个可以提供帮助的人彻底分担她的全部痛苦。

　　仙蒂说她有六七种问题，已经被医生下了好几种诊断，她需要参加好几个支持团体，她觉得自己已经没有指望了。昨晚发生在她身上的事情早就不是第一次了，有所不同的是这一次她感到绝望并且想自杀。说完这一长串话之后，她沉默下来，瞄了我一眼，背靠着沙发，用眼神告诉我："好了，轮到你说了。"我仍然沉浸在她的故事里，为她的空虚和痛苦而感到惊讶，过了一会儿才能把注意力转移到我该说的话上来。

　　仙蒂的生活显然已经失控。我想做的就是倾听她所告诉我的一切，然后再把我的反应回馈给她，表明我已经听明白她所说的事情，理解她的痛彻心扉，同时还能提供一些观点和办法让她有望过一种更好的生活。我总结了她所告诉我的一切，得出一些观点。我是这样对她说的："仙蒂，你似乎有很多不同的问题；但在我看来，你心底的症结只有一个，就是渴望得到爱和关心。"我想这句话说得很对,因为我看到仙蒂变换了坐姿,她的眼泪夺眶而出。"你暴饮暴食,酗酒,吸毒,人际关系一团糟,这些问题看似不同,但我觉得这些行为都是在尝试对付你每天都感到的孤独和焦虑。就连你出的那些车祸,例如有一次你开着新车撞向一棵树,其实是想告诉父母——你有问题。遗憾的是,父母没有倾听你的痛苦,而是在每次事故之后就给你再买一辆车送到学校。"

我说她有一个核心问题,取代她说自己有六七个问题,会让仙蒂看到一丝希望。后来她从学校请假到我这里,我开始跟她和她的家人处理依恋、亲情、养育、关心和爱的问题。仙蒂的家庭对她而言并不理想,但她需要懂得:父母的很多情感反应存在不足之处,但这不是因为子女不可爱,而是因为父母自己有局限。做父母的需要明白,女儿想从他们那里得到的不只是钱。仙蒂必须学会以一种健康的方式提出自己的需求。

危机是在传递信息

就像仙蒂的表现一样,危机状态往往是一种传递信息的方式——当无法以言语表达或者说话没人听的时候,就会以这种方式来表达。很多求助者痛苦得想自杀,没有哪种临床表现比这更难处理了。自杀的行为、态势和想法让我们为当事人感到担心,也为我们自己感到担心。我们都被告知有责任保护求助者,但是怎样才能既达到这个目的,又维持治疗关系,还保护求助者的隐私?这是较难处理的临床问题——我们都在学着去处置,但从没轻松过。

萝波塔的抑郁症有很多年了。她告诉我,每过几年她就尝试用相当致命的手段自杀。这么多年来,萝波塔逐渐明白,她那些自杀行为都是为了获得爱与关注的极端尝试——她从未觉得父母、兄弟姐妹或者朋友给过她应有的爱与关注。虽然我明白她其实想活下去，但我担心某一天她出现失误而意外地杀死了自己。

有一天下午，她来到我的办公室，透露了一项清晰的计划——准备在当天晚上自杀。她详细地描述着这项计划（怎样拿到枪，怎样走进地下室，怎样把自杀的场所布置好），我则变得越来越害怕。她的描述如此详细，让我的眼前栩栩如生地浮现出她的每一个步骤。我在头脑里迅速翻找着各种办法：限制她离开我的办公室，报警，送她去医院，等等。我尽量控制惊慌，保持冷静，衡量这些办法的可行性、副作用和风险有什么不同。我当时想到的这些危机干预措施都已经被萝波塔以前的咨询师试过，都导致她结束了治疗关系。我能用点不同的办法吗？

我仍然在尽量保持冷静。我问萝波塔，她试图自杀是为了达到什么目的。她的讲述表明她想让她的哥哥知道她有多么孤独和难受，她想让哥哥因为没有更好地关心她而感到内疚。但是我们很快就讨论到她想让我知道她的内心体验，讨论到我在共情方面做得还不够。萝波塔逐渐在一定程度上意识到，她这次的自杀意向是她所能想到的让我理解她有多痛苦的唯一办法。

到那一次治疗结束时，我已经在一定程度上让她相信：我理解她有多么痛苦，我理解她自杀的原因，但她的自杀意向（作为一种沟通方式）是多余的，因为我已经理解她。我还让她知道：我希望我们的治疗关系能够延续；她在以往治疗中得到的干预总让她感到很羞耻，所以她中断了与咨询师的联系。我与萝波塔签订了一份标准的自杀预防合同，安排了另外的约谈来帮助她度过难关。对我而言，这一次治疗最重要的一点感受就是：我能够避免惊慌，我没有忘记自己所受的专业训练，我能够胜任咨询师的角色并坚持把萝波塔的问题处理好。

不要跟失去理性的人讲道理

这是第三条生存法则。它会节约你大把的时间和精力，避免你穷于应付那些不合理的行为而忽视隐藏的重要情绪。我们通常可以靠理智来解决复杂的问题，但是这种办法并非永远管用。有些人对自己认定的事情坚信不疑。头脑中的情绪环路很容易抑制并推翻理性的思考，有些来访者只看见那些符合自己偏见和信条的事情。那些自以为上帝站在他们那一边的人很少考虑上帝把敌人带上战场这个事实。

我在医院病房工作的那几年接触过一些精神病发作期的人。我在个体治疗和团体治疗中都见过这样的人，我还参加过他们的很多病房活动。有一次治疗一个名叫汪达的女病人，我发现她认定自己已有几个月的身孕。与护士讨论过之后，我肯定那是不可能的，我知道那是汪达的妄想在作祟。护士把这些事实告诉汪达之后，根本不管用；她仍然坚信自己很快就要做妈妈了。

更严重的是，在一次治疗中，汪达向我透露她怀上的是一只猫！我并不讨厌猫，但她这种想法也太离谱了——当时我还没学会见怪不怪——我觉得自己很有必要做点什么。我提议她把自己的观念拿到当天晚些时候的团体治疗中加以讨论，我以为别的团体成员听到她所说的故事之后会帮助汪达意识到她的想法是多么的不可能。

由于我的建议，轮到她在团体中说话的时候，她兴高采烈地发布了自己怀上一只猫的消息。一开始还有人表示怀疑，可是在一个小时后，汪达让团体中的所有患者都相信女人在某些条件下会怀上公猫的后代。

虽然我对她的说服技巧感到佩服和惊讶,我并没有放弃现实验证的行动。在团体会谈之后,我让护士为汪达安排一次孕检,好让汪达亲自从妇科医生那里听到自己没怀孕。我想这肯定有效。

下个星期,汪达做完孕检之后眉飞色舞地回来了!她对每一个人都说自己已经去过妇产科了,她很高兴地宣告自己的猫宝宝没什么问题。患者团体开始计划怎样给未来的猫宝宝洗澡,我迫于压力也只好答应提供一只猫砂盆。当我对护士说起我的患者团体计划为汪达的猫宝宝洗澡时,护士们放声大笑。她们早就知道不要去辩驳汪达的那些妄想观念了。显然,我并非第一个试图让汪达接收"现实验证"的实习医生。带着同情的微笑,一个护士暗示我可能已经碰触到心理治疗的界限。

人们经常会陷入非理性的信念当中。慢性酒精中毒的患者会坚持认为自己可以做到适度饮酒;骨瘦如柴的厌食症患者会截然相反地认为自己很肥胖。静下心来,考虑一下这个世界在患者眼里是个什么样子,而不要迫切地把你所认为的现实推介给他们。我们要有耐心,要善于理解。大多数人在治疗进程中,通过"服用"一剂又一剂温和、适时、有技巧的现实,才会缓慢而不断地重新评判自己的信条。汪达的个案表明,"眼见为实"的现实检验也不一定起作用。就连深陷妄想的人也常常觉得他们的"现实"与你的现实有所不同。要想让他们自愿地接受现实,你提供的共情可能比理性辩驳更有用,这种共情还会使你免受挫败,而那种挫败会对治疗起反作用。

其实当时我应该懂得:汪达虽然有精神病,她仍然渴望爱情并且想生养自己的孩子。我当时不该一味地把我所认为的现实强加给她。汪达当时难以应对的现实是:与家人隔离;自己年岁已老却还没有自己的孩子。她想要个孩子,想成为"完整"的女人,这成为后来治疗的要点(本来在一开始就应该受到重视）。她可以经常冥想自己已经回到家,而她的家人则需要学会照看她的病情。如果是现在让我开始治疗汪达,我会到动物收养所为她领养一只猫。

不要忘记当事人的力量

你已经学习了这么多年的异常心理学,学习了这么多的诊断和治疗方法,就很容易在每一种行为中都看到毛病。但是,正如弗洛伊德所说,并非每只雪茄都象征阳具。因为求助者是为了他们的问题来寻求治疗的,求助者和咨询师都容易出现管状视野[①],看不到他们生活中积极的方面。如果求助者长期在焦虑、抑郁或创伤中苦苦挣扎,他们在生活中可能就看不到别人的友好、自己的成就和美好的事情。

你在诊治的过程中,需要记住每个当事人都至少有一个优点或强项。不论这种力量源于音乐天赋,还是对宠物的喜爱,抑或是对摩托车的狂热,它都可以提升当事人的自我评价并且激发当事人向好的方向去转变。渴望去观察自然栖息地中的狮子,或者想去当年说他(她)将会一事无成的学校辅导员面前表现一番,都可以被用作激励当事人迎接新挑战、培养新习惯的机关。

描绘求助者所拥有的资源和力量,能够帮助你透视自己想处理的问题。但是你要记住,这样做的时候要非常小心。这样做有一定的风险——求助者可能会觉得你没把他们的问题当回事,或者觉得你想躲避

---

① 管状视野(tunnel vision):视野大为减小,就像卷个纸筒放在眼前看东西,是某些眼科疾病的一种表现。此处指求助者和咨询师容易片面地看问题。——译者注

他们的负性情绪。他们这种感受是有道理的——如果你对咨询的操作让求助者觉得，你仅仅是让他们"看到光明的一面"或者"咬紧牙关"，他们就会觉得你对他们的麻烦感到不舒服。所以你对此要保持警惕，力图在重视他们的问题和重视他们的力量之间达到平衡。

我很高兴有好几次因为鼓励（甚至是迫使）当事人描述他们的力量而取得好的结果。我发现，鼓励当事人回顾他们过去取得的成就、积极的人际关系、兴趣爱好和豪情壮志，将鼓舞他们的心情。在治疗过程中，尽快让他们重新去做那些自己感兴趣的事情，还可以提高他们对治疗的依从性。人们感到忧伤或内疚的时候，常常把自己的积极经验剥夺掉。如果你把这些体验提示给他们并以此作为处方，他们就不会为自己的开心而那么内疚，毕竟是医生要求他们这样的。

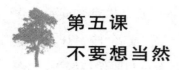

第五课
不要想当然

> 有两种事物是无限的：宇宙和人的愚蠢。
>
> ——阿尔伯特·爱因斯坦

每一次咨询当中都有无数的机会，让我们承认自己的无知并且表现出自知之明。每个求助者都有自己的生活史，都有自己的很多经历，他们使用语言的方式也需要随着咨询关系的深入和发展才能被我们逐渐理解。新手咨询师因为自己缺少经验而害怕，就经常试图掩盖自己的无知；他们还不敢提出一些关键的问题，害怕这些问题听起来愚蠢。其实，你承认自己不清楚，问一些诚恳的问题，或者想进一步了解求助者，一般会让求助者认为你在意他（她），而不是认为你不够格——明白这一点对初学者会有帮助。相反，自以为是地对待求助者——不论是出于无意识的反应还是想扮酷——都可能把我们引向徒劳甚至是危险的途径。

我见到过一位教授故意把"自以为是"写成"自以为屎"①；他想借此提醒我们——武断是非常危险的。自以为是确实会害我们沾一屁股屎。我可以举个例子，是关于我以为来访者与我对某个词的定义是相同的：有个来访者说他"喝了一点儿酒"，我头脑里浮现出的是一听啤酒，一杯红酒或者一杯鸡尾酒（就像酒吧里一人份的量）；可是我后来发现，某个来访者所说的"一点儿酒"是指两瓶红酒，而另一个来访者指的则是两斤

---

① 这位教授把"assume"拼写成"ASSume"。下一句则说 making assumptions 肯定会 make an ass of me。在此只能意译。——译者注

伏特加。再以后遇到酒瘾的问题时,我就学乖了,我会把情况问得非常具体。

　　我刚从业的时候治疗过一个年轻的大学生。是他的母亲要求他来看心理医生,因为母亲觉得他喝酒已经失控。乔每天要喝大约 12 罐啤酒:午饭时喝一点,其余的是在晚上喝的。他总是无精打采,对什么事情都不感兴趣;他的学习成绩很差,还经常因为宿醉或者不想上课而旷课。他对朋友漠不关心,也很少参加家庭聚会;他总是一个人呆在自己的房间里。因为跟父亲关系紧张,还因为家庭中存在的其他问题,乔的问题进一步复杂化。经过将近一年的治疗,他终于成功地摆脱酒瘾,他们家庭内部存在的某些问题也得以解决。但是,他仍然看起来无精打采,对什么事情都不感兴趣。

　　记得有一次咨询快结束的时候,乔回想起治疗所取得的进展,心情不错。他舒坦地坐在沙发上,用自豪的语气说了一句我永远也不会忘记的话:"是的,医生,戒了酒瘾感觉真好。要是没有您和大麻,我办不到这一点。"我瞠目结舌。"大麻?"我问道。显然,他的酒是少喝了,但却用吸大麻来弥补。我惊呆了。我从未问过大麻的事情! 他妈说他有酗酒的问题,我就只关注这个问题。你可以想象得到,我对自己当时的"自以为屎"有多么懊恼。显然,犯同类错误的咨询师还有很多。有同事告诉我,她的一个求助者接受精神分析治疗有 15 年了,却从未把自己酒精成瘾的重要事实告诉心理医生。为什么呢? 因为医生没有问这方面的问题。

　　记住:只问一个简单的问题是不够的,别人告诉你的情况也不一定是真实的。人们倾向于忘记或者遮掩那些让自己感到羞耻的事情,倾向于吹嘘或者肯定那些让他们自我感觉良好的事情。男人倾向于把性伙伴多算几个,女人则相反。来访者有时候会说谎,有时候会虚构,有时候还会忘记提供关键信息。我们在努力提供帮助的时候，会倾向于相信他们的话。尽管我们是出于好意，结果却可能是灾难性的。

在管教儿童这方面也必须询问细致的问题。"打耳光"、"打屁股"、"痛骂"和"面壁思过"这些说法可能被用来文饰某些残暴行为，例如拳打脚踢、灼烧或者把小孩锁进壁橱里。除了词意的差别，还有个原因让我们误解，那就是我们不愿意相信家长会用如此可怕的方式对待小孩。所以，即使我脑子里有声音说："别问了吧，他们不会说的"，我还是要迫使自己询问某些细节。

我曾有个来访者描述他管教小孩的时候"重新设定小孩的时钟"。我以为这是指通过交谈来引起小孩的态度和行为发生改变。当来访者一再使用到这个说法的时候，我天真地问这是什么意思。原来他所说的"重新设定时钟"是指悄悄溜到小孩身后，用一块木头从侧面击打小孩的头部——这种打击如此沉重，会让小孩失去（或者几乎失去）知觉。按照来访者的说法，这会把小孩的思想和行为向更积极的方向"重新编程"。他为我的吃惊而感到吃惊——毕竟他就是被他的父亲以这种办法养大的，他还说到："看我现在变得多么好。"他更吃惊的是，我说我必须就他虐待儿童一事向警方报案。

必须仔细询问、详加探究而不能想当然的方面包括：

● 酒精和毒品滥用

● 性行为，特别是儿童和少年的性行为

● 管教方式

● 过去仅仅从医疗记录或者检测单据得出的诊断

● 文化与宗教方面的信仰和价值观

想当然的假定常常源于逆移情。也许我们宁可不知道真相，或者我们害怕澄清那些可能让人不快的问题会激怒来访者。询问这些问题不但要求我们有勇气体验自己内心的负面情感，还要求我们有勇气忍受来访者可能产生的负面行为。

文化与宗教方面想当然的假定

当求助者来自另一种文化背景时，咨询师的自以为是会造成特别危险的情况。情感、行为、观念，某种个性的意义，以及透露私人信息意味着什么，都随文化的不同而不同。让我们来思考几个在治疗中可能遇到的问题：

- 女儿在结婚前就该离开家庭吗？
- 做妻子的能忍受婆婆多少苛求？
- 民工子弟上大学有助学金吗？
- 母亲与儿子的关系保持怎样的距离算是健康的？
- 如果青少年求助者来自宗教观念相对保守的家庭，性行为的问题该如何讨论？
- 求助者应该流产还是把小孩生下来？

这些情况对咨询师来说都很棘手，要求咨询师搜集大量的信息，还要求咨询师敏锐而富有爱心。我们都很容易忘记掉"以来访者为中心"的方法，而潜意识地维护自己的信念和价值观。对你来说，年轻人显然应该上大学，任何人都不该忍受别人的粗暴对待，青少年在性的方面应该享有探索的自由，但是求助者和他们的家人可能有很不相同的看法。

当年我还在接受培训的时候，接待过一位韩国姑娘——金。金二十出头，寻求治疗的原因是她有一系列抑郁、焦虑和筋疲力尽的症状。她抱怨自己学习成绩不好（与她那几个"聪明"的哥哥相比，她感到很失败），她还觉得自己对男性缺乏吸引力。金在六个孩子中排行最小，是唯一的女孩。那是一个大家庭，包括她的父母、五个哥哥、外公外婆还有叔叔婶婶。她父母在自家开的杂货店工作，早出晚归；哥哥都在上大学。

我了解她的日常生活之后，感到非常吃惊：她在上全日制大学的同时，还要负责烧饭等大部分家务。因为她的年龄和性别，家里的每个人都可以使唤她。虽然她干了很多活，家里人却只注意到她学习不够好而且至今没有男朋友。可是当她受邀参加社会活动的时候，或者有人约她出去的时候，家里人却总给她安排新的事情来破坏她的社会交往。

我对她的情况了解得越多，就变得越恼火。她的逆来顺受让我怒不可遏。我的情绪变得越强烈，我就越少跟督导讨论这个案例。我对自己的所作所为有十足的把握，因为我的情绪是那么的强烈。我幻想自己去到她家，咆哮着让他们每一个人都对金多点关心和尊重。当时我觉得求助者就像一个灰姑娘，不同之处只是灰姑娘要伺奉两个坏姐姐，而金要毕恭毕敬地伺奉十一个人。我想帮助金逃离她的牢笼去过自己的生活——一种自由自在的生活。

在金来我这里咨询的那两个月中，我把一切都做错了。我鼓励她反抗家庭，怂恿她推脱很多家务，还奉劝她寻租自己的公寓。后来当我盘问她采取了哪些走向独立的措施时，她说自己试探性地、吞吞吐吐地尝试过向家人提出异议，却只让家人恼火，结果家人给她摊派了更多的事情。我对她的反馈视而不见，反而鼓励她回家继续尝试。当然，她选择了中断治疗。

我没有给予她所需要的理解和安慰，反而自行担任一个权威角色要求她去完成不可能的任务。更糟糕的是，我所提的建议完全不适合她的家庭和文化背景。出于照顾我的面子，她没有说我不知道怎样帮助她。结果，她中断了治疗，而且很有可能得出无人可以帮助她的结论。

那么当时我本该怎么做呢？其实有很多办法可以把情况处理好。首先，我应该认识到，自己强烈的情感反应表明我当时产生了逆移情。我应该更多地同督导讨论她这个案例，而不是相反。其次，我应该用一点时间让金向我讲解他们的家庭和文化观念；我还应该咨询一些了解这种文化背景的咨询师，让他们帮助我明白何种干预对这种文化背景而言是恰当的。第三，我应该明白，寻求心理治疗对她而言多么不容易，她还要照顾我这个"权威"的心情更是不容易。由于我对金产生了逆移情，我不但错失了帮助她的机会，还使她比接受治疗之前感到更加孤独和无助。二十年都过去了，我仍然会想起她，后悔自己当时没把工作做好。

对金的治疗让我学到：

● 强烈的情感表明咨询师产生了逆移情。

● 应该在督导过程（以及治疗过程）中探讨你对求助者的情感。

● 应该思考求助者的问题和冲突跟你自己的问题和冲突有何联系。

● 应该检查你对求助者的人文背景有何假定与偏见。

没人称得上文化专家

没有人称得上文化专家。文化的差异太大了；就连某一文化内部的不同亚群，由于经济地位、教育水平和适应程度的不同，彼此也存在很大差异。而且，博大精深的文化是以各种独特的方式体现在每一个家庭之中，再以不同的方式传递给孩子们。不论你对某一种文化有多了解，这种文化在每一个体上的体现却需要在治疗过程中不断发掘。

世上的知识太多了，我们不可能全都掌握。我们的职责是对文化差异保持敏感，并且意识到文化对个案的处理和诊治有潜在的影响。文化的差异不应被缩减成周末培训班上介绍的那一套陈词滥调。与来自不同文化的人打交道才是了解自己无知的绝好机会，此时你要采取不知为不知的态度。何谓不知为不知？你要做到以下几点：

- 意识到你有臆测和偏见。
- 把这些臆测和偏见列举出来，与同事讨论。
- 敢于承认自己的无知并且决定了解不同的文化。
- 以来访者为师，让他们讲解自己的文化。
- 与咨询师或者来自该文化的其他人探讨，从而全面地了解求助者的看法。
- 评价你的诊断、治疗计划和对个案的处置是否适宜当事人的文化背景。
- 保持开放的心态，知错就改。

担心犯"政治错误"，让我们不敢随意谈论敏感的文化问题，因为我们害怕说错话会冒犯别人。要想消除我们无意识的臆测，这种担忧可能是最糟糕的。不经过言语和讨论，想法和情感就停留在我们的潜意识当中。我们如果保持沉默，就可能把日常生活中的文化隔阂（cultural barriers）带入咨询关系中。在文化差异方面不够开明而犯错误，让你的无知真正困扰到求助者，你就准备道歉吧。

并非一切问题都可归咎于文化差异。内心挣扎和精神疾病是没有文化界限的。人们不论属于哪种文化、哪种民族、哪种宗教，他们都会遭受情绪困扰。别人的困扰只不过看起来或者听起来与我们所熟悉的困扰有点差异。还有，不要把文化差异同精神疾病混为一谈，这也是很重要的。有着不同宗教信仰的人可能听起来不正常,例如他们相信超自然的力量或者相信鬼神,或者企图与过世的亲人取得联系。某些具有"异常"伦理道德标准的人可能被我们误以为精神错乱,除非我们深入了解他们独特的生活经历。

偏见无处不在

偏见无处不在,不但发生于群体之间,还发生于群体之内,只不过有的偏见很明显,有的偏见却很隐蔽。我见过一些咨询师,他们对来自于自己那个宗教或人种的求助者反而容易产生曲解和逆移情的问题。咨询师有关这些问题的个人经历会对治疗关系产生积极或消极的影响。当咨询师和求助者同属于一种群体时,不要以为不会存在偏见。发生在群体之内的逆移情常常比发生在群体之间的偏见更为深刻。

因为文化上的成见,我们要让来自另一文化的求助者向你讲解他们的文化,你才能对他们的问题或心理状态下结论。当你们讨论求助者的生活,要让求助者描述他们的某些行为或症状在家人的眼中是怎样的,能否被同一文化中的人理解。来自少数派文化的人常常已经习惯于被误解,以致于他们不愿费神说你不懂他们的想法和情感。

尝试向你的来访者提出下列问题,好探讨某些方面:

● 要想让我这种文化背景的人理解你,你会遇到哪些困难?

● 如果我误解了你的文化背景,你会纠正我的错误还是随它去?

● 我对你们文化的了解哪些是对的,哪些是错的?

● 我们之间的差异让你难以纠正我的错误吗?

● 我在了解你的过程中是否足够重视了文化因素?

●在我们的讨论中,以及在对你的理解当中,我是否过分强调了你的文化
　背景?

　　专业团体内部形成的偏见有时会伪装成科学。19 世纪的时候,美国
南方的一个医生"创造"了两种只发生在奴隶身上的"精神疾病":"漫游
狂"的奴隶会逃跑,"怠惰症"的奴隶会毁坏他们所操作的一切东西[1]。就
算到了 20 世纪,癔症[2]还被认为只发生于情绪夸张的妇女,病因是她们
的子宫在体内游走。直到最近,同性恋还被视为一种精神疾病[3]。可见,
由于偏见而作出的诊断由来已久,而且还说得有板有眼;我们要警惕自
己的偏颇影响到自己的学问和观点。

被指控者的羞耻

　　我有一次接待过一个名叫安福的人,他来自一个位于非洲西北部的
国家。他的遭遇是被误以为抢劫银行而遭到逮捕;其实他只是在错误的
时间出现在错误的地点,然后就被抓去讯问,最后被抱歉地释放。这段

---

[1]　美国 19 世纪的一名内科医生塞缪尔·A·卡特赖特只从白种主人的角度去看待奴隶逃跑和破
　　坏工具的行为,提出了这两种所谓的精神疾病(drapetomania 与 dysaethesia aethiopica,后者意
　　为"源于埃塞俄比亚的感觉迟钝")去解释奴隶争取自由和反抗压迫的表现,如今已被视为伪科
　　学和科学种族主义的范例。——译者注

[2]　癔症音译为"歇斯底里"。其英文 hysteria 的希腊语词根 *hystera* 是指子宫。——译者注

[3]　美国精神病学会颁布的精神障碍诊断与统计手册(Diagnostic and Statistical Manual of Mental
　　Disorders, DSM)第一版(1952)、第二版(1968)均把同性恋归类为性欲反常(sexual deviation),
　　但在 1973 年的修订第二版将同性恋从目录中删除,代之以性取向失调(sexual orientation dis-
　　turbance)。DSM 第三版(1980)代之以"自我失谐的同性恋"(ego-dystonic homosexuality);1987
　　年的修订第三版又将此称谓删除,但仍可以用"非特定的性障碍"(sexual disorder not otherwise
　　specified)来涵盖该称谓。现行的第四版(1994)和释文修订第四版(2000)已不再包括同性恋这
　　一条目,但仍然允许医用"非特定的性障碍"对那些有"持续而显著的性取向方面的痛苦"的人
　　下诊断。——译者注

经历之后不久,他感到极度的羞耻、自责,甚至想到自杀。显然,与警方打交道所造成的应激在他身上触发了严重的抑郁甚至病态的反应。以我的背景和视角而言,真难以想象被错误地逮捕入狱会引起如此严重的心理反应。如果是我遇到这种情况,我首先会想到聘请一位厉害的律师,争取到巨额赔偿之后才善罢甘休。但是作为心理咨询师,我不能把自己幻想成安福的律师。

在进一步了解安福的过程中,我请他向我介绍一下他的家乡。他非常高兴我对他的家乡感兴趣。一谈起他的家乡、家人和传统,他就来了精神——这本身就是一种治疗。安福向我讲了一个同乡的故事:这个老乡自杀了,原因是有人说他在街市上偷了一只蛋。这个故事给我上了一课,我终于明白:在安福的文化里,自我与名声是密不可分的。一旦名誉被玷污——不论是确有其事还是被诬告——他们就成了"脏人",成了让家人、村庄乃至祖先蒙羞的阴魂。我花了好长时间终于完全明白安福为何如此沮丧。对安福而言,被指控是一种创伤,而且这种创伤威胁到他个人在社会上的生存。

安福从未世故到安然做一个白人社会里的黑人。虽然他是在美国被警察处理,他却觉得如同在老家的村庄里被人指控。经过我们共同的努力,他终于学会把别人的指控与他的自我区分开来。对他的治疗包括让他了解美国的种族关系史,并让他向其他的非洲裔美国人讲述自己的经历。这项工作是我们一起完成的。

对我而言,对文化差异保持敏感就是认识到自己在这方面的无知,然后去搜集咨询工作所需要的信息,并且在实践中检验自己获得的信息。当求助者来自另外一种文化,你不要担心自己请教文化差异方面的问题会让自己显得愚蠢。少数派群体中的大多数人对别人的误解和偏见已经司空见惯了。你承认自己不懂并且表示对他们的文化感兴趣，往往会让他们感到如沐春风。其实，这除了表明你想理解求助者之外，还表明你对自己有信心。

第二部分
了解当事人

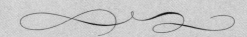

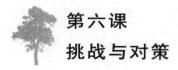

第六课
挑战与对策

> 一心禅寂，摄诸乱意①。
>
> ——《维摩诘经》

　　恭喜，恭喜！你已经完成了刚入门的咨询工作。我至今记得这需要很大的勇气，所以你可以给自己加很多分。最可怕的部分已经过去！现在让我们放手做事吧。在你入门之初，每次咨询之后的数小时到数天对你的学习而言非常重要，因为此时你的身体和心灵对咨询的感受仍然新鲜。初期的咨询所造成的应激可以加速激发你的头脑变成熟，所以我们在培训的头几个月会花尽可能多的时间来听录制好的咨询录音，并且找机会来尝试做咨询。这也说明了我们最初的督导是何等重要。

　　回顾我们所做的咨询，常常可以发现我们本来可以做得更好；我们还总能发现自己当时的纰漏，并且明白自己当时是怎样陷入困境的。质疑我们的判断，斟酌我们的决定，都需要付出细致的努力。怀疑——只要不走向极端——不但表明我们的头脑是积极的，还可以让我们尝试新的方法。那种完全相信自己在做正确处置的咨询师是危险人物。心理咨询师的工作不是处置确切的事情，而是运用自己训练有素的猜测、直觉和第六感。接受你所感到的不确定吧，并且记住：心理咨询是思考和情感这两种手法并重的艺术。

---

① 语出《维摩诘经》第二部分"方便品第二"。该经又称《维摩诘所说经》，宣传在世俗生活中亦能修炼佛性。维摩诘据传是古印度的一位富翁，虔诚修行而成佛。——译者注

回顾自己所做的某一疗程时,先想想自己做对了的那些事情。但不要为此而自负,仅仅花几分钟列出你做好的方面就行了。一个好的方法就是回答"我做到了吗?"

我是否做到:

● 准时到场,并表现得精力充沛、沉着冷静、准备就绪?

● 开始治疗之前回顾一下相关的个案笔记?

● 传达对求助者的关心爱护?

● 积极地倾听?

● 让求助者表达自己而不要打断他们?

● 恰当地处置任何紧急情况?

● 建立与求助者的情感联系?

上述基本要素是治疗关系的核心和灵魂,并且对求助者而言,这些要素构成了他们所体验到的大部分疗效。我建议你和督导都用点时间来确保你能够掌握这些(以及别的)基本功。确保你已经掌握了这些基本功,然后再去关注自己谈论了哪些内容、运用了哪些技术、挖掘了哪些深层次的情感。

在遵守这些基本原则的同时,还要注意自己"为什么不"——

为什么不:

● 说得多一些?

● 说得少一些?

● 询问某些问题?

● 说出某些事情?

● 保持安静?

● 不要打断求助者?

倾听咨询录音的时候,总是很容易找出咨询师犯的错误。但你在咨询过程中要处理一大堆问题时,则难以发现这些错误。就连最有经验的咨询师也往往成为事后诸葛亮。不要用马后炮来打击你自己,而要想出新的办法在以后的治疗中亡羊补牢。如果你真的无所不知,还有必要来学习吗?

有价值的迷惑

迷惑没什么大不了的。对求助者的状态感到困惑,从而与他们合作探讨问题的答案,也不失为一种治疗的途径。真正的合作需要你放弃一部分控制权;如果你觉得自己应该是那个提供答案的人,你就很难放弃控制权。你在人际关系中对别人作出反应的方式,透露了你的控制欲和获取控制感的方式,还透露了你能否坦然面对模棱两可的情况。询问你的亲友,看看他们在这些方面能提供怎样的反馈——要认真倾听他们对你的描述。记住:控制欲是探索的敌人。

我们也可以有意识地利用迷惑。一位冥思苦想的侦探,远比一位聪明的间谍更出色(比较一下"神探科伦坡"与"007 号间谍"就知道了)。说别人的言行没有道理,远不如说你自己不明白。把求助者的话重复一遍,在末尾抬高音调来表示你的疑问,也是一个方便的办法。尝试对求助者这样说:

- 我有点迷惑。
- 帮助我理解你的意思吧。
- 你那样说是什么意思呢?
- 你能再说一遍吗? 我没完全弄明白。

不要害怕自己皱着眉头或者一脸困惑的样子。告诉求助者应该怎样想，不如循循善诱地让他们自己弄明白。在有些个案当中，我们所要做的仅仅是倾听他们的故事并分享彼此的困惑。如果求助者说出的话不合逻辑或者自相矛盾，你就请他们解释清楚，这样做通常比你贸然作出分析要好得多。不合逻辑的地方可能会自己暴露出来，求助者可能会说出这样的话来："听到自己把它说出来，我就意识到自己这样想没有道理。"

有刚入门的咨询师对我说，他们经常急于向求助者作出解析，因为他们担心失去向求助者说明某个问题的机会。我发现治疗的进程是螺旋式上升的，而非直线前进的。所以你不必担心以后不会再有机会去处理某种具体的看法或情感。求助者内心世界的核心特征会渗透到他们生活当中的方方面面，会在各种各样的情境当中表现出来。某个问题如果很重要，就必然会重现。看到某个问题再三出现之后，你会更有信心在将来进行解析。我将在后面的篇章里进一步讨论提供解析的基本要素。

足够好的咨询师

儿科医生唐纳德·温尼科特①这样描述"足够好的母亲"：有时间陪伴孩子，设身处地理解孩子的情感，足够用心地帮助孩子成长。他用"足够好"这个词是为了说明，并非完美的母亲才称得上好母亲。我想，他强

---

① 唐纳德·温尼科特(Donald Winnicott，1896—1971)：英国儿科医生、精神分析师，长期在伦敦 Paddington Green 儿童医院工作，对客体关系理论(object relations theory)有重要影响。——译者注

调这一概念是为了减轻很多父母对他们的失败和缺陷所怀有的负罪感。同父母的角色一样，咨询师也经常因为追求完美而遭遇挫败。作为一名咨询师，你不可避免地要犯很多错误，这已经是不争的事实，所以干脆向你的不完美投降吧。你真正能掌控的，就是怎样处理这些错误，最好能够把它们变得对求助者有利。大部分错误并不会终结治疗关系，而是会成为治疗进程的一部分。

　　小时候，我热衷于下象棋，总喜欢听高手讲他们的策略。有一位象棋大师被问到取胜的秘诀时说道："我的策略就是灵活应变，不拘泥于某一种棋谱。最重要的是，当我不得不撤退的时候，我会撤退到比较好的位置。"他这番话虽然简单却巧妙而深刻，让我深受震动。我已经把这一规则运用到我工作和生活中的很多方面，特别是运用到治疗当中。

　　当我犯了一个错误，或者求助者质问我说错的某句话，我的本能反应是采取防御姿态，不知所措或者试图找出对方的错误。这种反应是人之常情，难以摆脱。后来我学会在有这种情绪的时候停下来深呼吸，冷静几分钟。较难做到的是在出现防御反应之后进行反思，力图了解治疗过程中发生了什么问题。同时，我想保持彼此之间的情感联系。我还必须记住，不能听任情绪的摆布，而是要继续倾听，随机应变，并且撤退到一个较好的位置。

　　最近我接待了一个准备分家的家庭，中心议题是怎样分割几千万的家产。做父母的，已经长大成人的三个子女，还有子女的配偶，都各执己见。理清这一家子的情感纠葛和经济瓜葛，真是一件伤脑筋的事情，让我有时候觉得自己像在同时观看三场马戏表演。随着时间的推移，我对他们那些鸡毛蒜皮的争执越来越失去耐心，我表现得越来越"权威"。我知道这样做没有用，但我仍然用无益的方式来对他们进行干预。

在一次咨询之后,他们有个儿子打电话过来,说我的工作方式让他感到不舒服。他说我似乎对他们每一个人都很恼火,他说我应该考虑一下自己究竟是在做什么。我说我会考虑一下,很快就挂断了电话。我很恼火他竟然打这样的电话,当然我也意识到我确实对他们整个家庭都很恼火。我带着这样的情绪坐下来之后,才想起我也曾有他那种被遗弃感——当时我还是个小男孩,我的父亲重新组建了家庭。与现在来咨询的这个家庭相处(虽然我不是他们中的一员),激发出我以前的情绪——我当时失去了依靠,生活拮据……

我发现自己的潜意识又一次影响到我的工作时,不禁摇了摇头。我给那位当事人回了电话,为我接他电话时态度不好而道歉,并且请他从他的角度来帮助我看清我的所作所为。在进行下一次面谈之前的那几天里,我花了大量时间来思考自己该如何从一个被抛弃的孩子的角色转换到咨询师的角色。我逐渐明白,这个家庭总是用金钱来代替爱,这是他们夫妻之间、亲子之间的真正问题。我建议大家把财产的问题暂时放到一边,先处理某些表面现象之后的情感问题。我觉得自己重新找回了身为咨询师的感觉。

- 首先要记住:人非圣贤,孰能无过。
- 认真倾听,尽可能不要采用防御性的姿态。
- 当求助者感到你犯了错误时,你要从中有所领悟。
- 从当事人的背景出发来理解他们对你的感受。
- 检查你自己是否发生了逆移情。
- 这样问自己:"我的求助者在哪些方面是对的?"
- 如果你的言行已经对求助者造成了负面影响,你要真诚地道歉。

不论是下象棋还是做咨询,都要假设你已陷入意料之外的困境。如果你只是关注已经犯下的错误而焦虑不安,你就会因为焦虑或恼怒而贸然行动,从而偏离同情的立场,丧失正确的判断。在下象棋的时候,这意味着把更多的棋子置于险地,从而错上加错。在心理治疗当中,这意味着漠视自己的错误所造成的隔阂,并且通过放任或者攻击的举动来扩大这种隔阂。你的防御态势反过来只会增加求助者的防御反应,导致你们之间的隔阂不断增加,最终破坏医患关系并且阻碍治疗进程。

你的目标并非不犯错误,而是帮助当事人朝着心理健康的方向前进。与不犯错误相比,更重要的是关心、共情和热忱。每一位求助者的防御反应都需要得到理解和尊重,因为这些防御反应曾经帮助他们度过难关。求助者应该得到尊重,因为他们有勇气、有力量在困难中挺了过来。求助者感到你理解他们那些防御反应的原因,才愿意尝试与那些防御反应不同的应对方式。不要固执地让求助者接受你的安排,不要强求他们用你的视角看问题。与你的安排相比,求助者本人更重要。放下你的观念、解释和建议,去关注求助者需要你关注的那些事实。你越是推行自己的方案,求助者就越是抵触。

求助者偶尔会对我的某些言行产生强烈的情绪反应,会让我感到很惊讶。在这种情况下,我通常会产生即刻的防御反应,随即我会对之加以控制,然后尽量弄清楚求助者是怎样感受和理解我那些言行的。如果我不能控制好自己的防卫心理,我就可能错误地与求助者争辩以维护自己的立场。在咨询关系中的这种重要时刻,要考虑的应该是求助者的需要而非你自己的情绪。这种时刻让你有机会展示自己的技能、智慧和同情。

如果你竟然跟求助者发生了争执,那就很失败。记住,心理防卫在受到攻击的时候会变得更倔强。此时你该静下心来反省自己的方法。

你应该尽快改用求助者的视角看问题,并且尝试尽快理解他(她)的理由。

我几乎从不这样对求助者说:

● 我觉得你有阻抗。

● 你在对自己开玩笑。

● 你不敢面对真相!

我会这样说:

● 对不起我误解了。

● 把你的看法告诉我。

● 在过去那段时间里,你发现怎样做会有帮助?

要体察求助者的视角,为你忽略了他们的处境而道歉,并且重新评估当前的情况。求助者必须让你知道他们是怎样挺过来的,你要明白这一点。还有一点比较棘手:当事人的阻抗既可以表现为反抗,也可以表现为顺从,所以对那些顺从的当事人也要小心。当某人看似赞同你并且说你有水平的时候,你若能看出其中的阻抗,这可胜过看出求助者直接反对你时的阻抗。

有时候,双方对某个词的定义不同,或者在沟通中存在误解或其他差错,这倒是容易澄清的。莎伦是个四十多岁的作家,来向我诉说她对好友乔伊斯既仰慕又艳羡的复杂情感。我把自己认为她想告诉我的意思反馈给她,以确认我理解了她所说的话。莎伦本来已经放松的表情骤然显得愤怒,然后变成暴怒。"你竟敢说我嫉妒她!"她脱口而出。然后她抱着胳膊坐在那里,看着地板,一言不发。我坐在她对面,因为她对我发怒而对她感到恼火。我们就这样默默地坐着直到约定的时间结束,然后她站起来不辞而别。

等到下一次治疗的时候,她仍然表现出那种情绪状态。几分钟后,她抬头看看我,问道:"你怎能……?"我能想到的唯一原因就是,她对我说她嫉妒而耿耿于怀。"我发现你对我很不满,"我说,"我只能想到一种可能的原因,就是与我上次说你嫉妒别人有关。你能让我明白你的感受吗?"原来,她不满于我用"嫉妒"(envy)一词代替了"艳羡"(jealousy)。对我而言,这两个词是半斤八两的,但对莎伦而言,这两个词却有天壤之别,因为她觉得"艳羡"是无伤大雅的、孩子气的,而"嫉妒"却是上帝所不容的罪恶①。

起初我使用嫉妒这个词触发她想起以前在狂热的宗教团体中的年月——她一直竭力让自己做一个好人。我感到幸运的是,澄清了我们对这两个词的理解和用法之后,我们之间的冲突得到了解决。我颇感欣慰的是,我当时没有对莎伦那种态度作出情绪化的反应,后来也没有自我辩解或者拿出一本词典来解释这两个词的意思。

好的错误

每个错误都有机会变成好的错误,就看你怎样处理。一个好的错误可以给我们提供若干重要的机会:

- 知道求助者对你触犯或伤害他们的言行有何反应,可以增进你对他们的了解。
- 你接受他们的看法和情绪,以及你能够为自己的所作所为承担责任,都会加深你与求助者的关系。

---

① 基督教列举了七大罪恶:狂怒、贪婪、怠惰、骄傲、淫欲、嫉妒和暴食。——译者注

● 让求助者发现，即使他们花了钱，专业人士也不一定总能作出正确的处置。

● 创造一种人际情境，让求助者体验到：稳定的人际关系可以在出现裂痕之后得到修复。

这最后一点尤为重要。大多数求助者都曾与人有过破裂而未修复的关系。很多人在成长过程中，父母不能接受他们的缺点和错误，或者设法把一切事情都怪罪于别人。这样的父母就向孩子传递了这样的信息：一切问题都是因为（孩子）他们不够完美。这种情况很容易引起羞耻、孤僻和忿恨等反应。通过在治疗关系中对出现的问题承担责任，你为他们提供了一条治愈创伤的途径。你可以表达出一种意愿——无论出现怎样的问题，你都会继续关心他们，努力修复治疗关系中的裂痕。这需要耐心、技巧，还要求你能经常提供情感上的支持。我经常提醒自己：把已经犯下的错误变成好的错误，可以测试我的成熟度，同时也是改进治疗的机会。

多年前我犯下了一个难忘的错误，它让我懂得，严密留心我自己的情绪状态是多么重要。那一天我开车上班，在一个交叉路口等绿灯。我前面的小车上坐着四个老太太。她们谈笑风生，让我不禁对她们的开心莞尔一笑。红灯变绿灯之后，她们开进了交叉路口，然后被一辆从侧面飞驰而来的车子撞上了。后来才知道，当时有人抢银行，那辆肇事车就是劫犯乘坐的。我前面这几位女士的车受到猛烈撞击后被分成两半，只见有两个人被甩了出来摔到人行道上。我惊呆了。

大部分人的注意力落在那两个劫犯身上，我则一直把眼睛盯着躺在路上的一个老太太。她直挺挺地躺在那里，动了几下，然后就不动了。过了一会，有人走到她身边给她盖上一条毯子。我坐在自己的车里，注视着她的尸体,脑子里满是她们刚才还谈笑风生的样子。我还意识到,如果劫犯的车子晚几秒钟经过路口,躺在那里的就会是我。

当我们得到允许离开现场之后,我继续办自己的事情,处理各种事务,也接待来访者,一直没有机会向任何人讲述我刚才的经历。我只能用忙个不停来处理我的不安和恐惧。我当天的最后一位来访者比较棘手,他敏感而满是敌意,需要用十二分的同情和耐心来接待,但我当时办不到。

我觉得他那些孤芳自赏的症状源于他在小时候被抛弃,源于他得不到关心爱护。对于这种求助者,我惯常的做法是在他释放负面情绪的时候保持情感上的连通(connected)和支持,以期建立治疗同盟,从而帮助他处理早年的丧失。他那爆发性的情绪常常妨碍了他与别人的关系,尽管他很想知道怎样建立和维护良好的人际关系。这一次,我不再遵循自己对个案的概括,也不再遵循治疗计划。我忽视了他的权益,并且把他的敌意当作是自我中心的。在他抱怨自己那优越生活中的某些小遗憾的时候,我的注意力不断回到刚才那场交通事故当中。我往常的治疗姿态变成了敌意和漠视。

咨询了一会儿之后,他对我的不耐烦、不体贴勃然大怒,因为那正是他在生活中从几乎每个人身上感受到的态度。到这次治疗结束的时候,他仍然非常气愤,说他不能确定下星期还来不来。在他离开咨询室的时候,我建议他与我在下一次咨询时谈一谈我们之间的不愉快,同时我在心里觉得他不会再来了。我站在咨询室里,呼吸不能平静,看着他离开。

当天晚些时候,有朋友问我当天过得怎么样。我谈起每一件小事,然后突然记起那场车祸。当我向她讲述这场车祸时,那些可怕的场景不断涌入我的脑海,让我忍不住开始哭泣。我说那个老太太的遭遇真可怕,而我差一点就没命了。当我把这些感受用言语表达出来的时候,我发现自己的身体原来紧张得很僵直,原来我受到了这么大的打击。到这个时候我才明白,当天最后一次咨询时,我处于一种心神不定的状态。我当时的心理状态那么差,还对他做治疗,显然是错误的。现在的问题是,我能够让这个错误向好的方向发展吗?

第二天,我考虑要不要给他打电话说说昨天的咨询。我权衡着马上给他打电话还是等到下星期的约定时间。最后我觉得,我和他整个星期都要受到负面情绪的影响,还不如先沟通一下。那天下午我跟他联系上了,同他谈了谈我在为他做咨询之前的经历。我告诉他,我现在希望昨天的那次咨询能被取消掉,但是当时我没意识到那场事故对我造成那么大的不安。他的反应是非常敌对的,质问我为什么没有清醒地意识到自己的情绪问题?我为什么用自己的问题影响到他?他的反应是对的,我这样对他说。他同意在约定的咨询时间谈一谈这个问题。

我终于能够将自己在那天犯的错误与求助者在与亲友的关系中所犯的错误联系起来——我的烦躁伤害了他的感情,于是我就道歉——学习我这种行为模式可以促使他监测自己的情绪状态及其对别人的影响,促使他为伤害别人的感情而道歉。他逐渐明白,亲友之间应该允许犯错误,当然也提倡道歉和修复关系。关系出现裂痕然后又得以修复,这种过程加强了我们彼此之间的联系。我让自己所犯的错误发挥出治疗作用,从而使它变成好的错误。

我们的自我很脆弱,我们倾向于逃避羞耻感,我们承认自己错误的能力有很大不同。能够接受到诚挚的道歉,已经成为一种稀罕的经验。但如果真有机会接受道歉,我们的防御反应就会降低,我们会感到彼此更亲密、更信任。道歉可以产生治疗的效果。

投射性的假设

黑洞是恒星塌陷的产物，具有难以置信的密度和引力。它们的引力是如此强大，就连光线都无法逃脱。尽管黑洞是看不见的，我们却可以根据它们对周围恒星、行星和空间的影响来判断它们的存在。人的潜意识很像黑洞，对我们的言辞、想法和举动产生着看不见的影响。

天文学家注视的是恒星、行星和彗星，心理咨询师探索的是人的行为、情感和思想——我们认真倾听求助者所说的话以及言外之意。咨询师用来研究潜意识的办法是检查人们对现实的歪曲，言语与行动的不一致，精神症状的缘由和结果，等等。弗洛伊德提出了"投射性假设"（projective hypothesis），用来描述人脑在意识之外也对我们的体验进行加工的过程。我们对含糊刺激（ambiguous stimuli）（例如墨渍或者刚刚认识的人）的感知和理解，透露了我们潜意识加工的线索。

咨询师对透射性假设的运用包括好几种方式。不向求助者提供太多的私人信息，你自己就成了罗夏墨渍测验中的一块墨渍。我们尽可能保持"中性姿态"，从而让求助者把他们自己的情感和想法投射到我们身上。这种投射被称为"移情"（transference），使我们在治疗关系中体验到求助者在早年人际关系中的情感和期望。在有意识的记忆形成之前，我们就从早年关系中学到了很多东西，是移情让我们窥探到这些本来隐藏起来的潜意识经验。通过移情，童年所经历的冲突在治疗中重现，从而得到解决。在成功的心理治疗中，对移情的再现和探索是一个关键内容。

作为咨询师，我们对怎样回答来访者的提问不太感兴趣；相比之下，我们更喜欢发掘他们提问的动机,我们更想知道他们想象中的答案。例如,来访者问"我的问题让你听得厌倦了吗?"或者"我觉得你不想再为我做治疗了",这样的提问可以为我们了解来访者的潜意识提供丰富的信息。对于这样的问题,安慰来访者是重要的,但更重要的是考察他们的想法和情绪。如果你在打哈欠或者心不在焉,你看起来当然很厌倦;但是,来访者的这些话语常常反映了他们过去的经历,反映了他们的自我感觉;他们的既往经历和自我感觉都很值得考察。

移情是一种投射,求助者用他们在以前的重要关系中的情感影响到他们对咨询师的感知。移情的表现有多种形式,例如:

● 一味被他父亲管束的求助者会向你询问一些具体的建议,例如参加什么样的工作、买什么样的车子或者穿什么样的衣服。

● 曾在童年遭受虐待的妇女可能会非常顺从和惊慌,她们会躲避你的注视,并且显得急于结束治疗。

● 一个人如果在成长过程中必须照顾到周围每个人的感受才能被接纳,那么他可能会给你送礼,关心你的健康,并且让你放心——如果你因故需要取消某次咨询,他完全可以理解。

投射测验是我们便于操作的另一种工具,可以绕过当事人的心理防御机制——这种防卫心理会把潜意识中的某些信息排斥在意识之外。罗夏墨渍测验、主题统觉测验或者完成句子的任务,都向当事人提供了模糊的、不完整的刺激,目的是揭示当事人如何组织这些材料。

我曾为一个名叫马修的男孩做过心理测验。他在学校里的成绩本来一直很好,可是到了三年级,他的心思和注意力变得涣散,他的成绩一落千丈。马修不再参加体育运动,也不再同朋友交往,并且变得很肥胖。他接受了大量的检查,显示没有什么重大的疾病,这让每个人都感到奇怪——他没遭受什么突如其来的变故，也没有情感障碍的家族史，却像得了严重的抑郁症。其实，他生活处境的唯一变化是他母亲的男朋友在这个夏天搬过来与他们一起生活。

老师注意到他的脸和脖子上有瘀青，开始以为这是嬉闹中留下的。他的老师和他母亲核实情况之后，才疑心他受到了虐待。尽管母亲不赞成，校方还是让他接受了心理测验，以检查他抑郁的原因和遭受虐待的可能性。在我同他面谈的时候，马修显得很退缩而且心神不定。在深入的面谈之后，我才问他是否受到过拳脚相加。他说没有，然后飞快地转换了话题。尽管他在嘴上否认自己的抑郁和愤怒，他在罗夏测验中的反应却表现出强烈的悲伤和愤怒。

最能显露问题的，是这样一个测验：让他把每一组打乱顺序的连环画图片排列出一个故事。这个测验本来用于逻辑推理和社会觉知（social awareness）方面的评价。马修把前五组图片都排列得很好。第六组图片描绘的是两个男人发生冲突，其中一张图片画着一个人打了另一个人。一看到这组图片，他马上把那张画着一个人打另一个人的卡片挑选出来放进嘴里，用牙齿把它撕成两半，然后扔到地上。在扔掉那张被撕成两半的图片之后，他试图用剩下的图片排列成一个故事。

什么话都不用说，马修已经把问题的全部都告诉了我们。他遭受了家庭暴力。尽管他生活中的一切都因此而改变，他却只能摒弃这方面的信息而继续生活。用图片讲故事的测验绕过了他的心理防御机制，让他向我透露重要信息而又不违背他对母亲的男友许下的承诺。他所受的暴力在后来的家庭治疗中得到证实；家庭治疗还发现他母亲不善于养育孩子，而且不知道怎样保护马修和她自己。后来这个男人从他们家搬了出去，马修和他母亲都接受了治疗，马修慢慢地康复了。

把沉默作为交流的背景

心理治疗与日常社交有很多差异,其中一个主要的差异就是对沉默的采纳和使用。沉默可以强有力地激发出投射的过程,有如投影机前面那张完全空白的幕布。在沉默的时候,我们既可以觉得自己躺在接纳并喜爱我们的人的臂弯,也可以觉得自己羞耻地成为别人藐视的对象。沉默可以从求助者的记忆中激发出强烈的情绪反应,但是求助者自己却不一定记得当年引起这些情绪的情境。由于在咨询室里只有你同求助者在一起,求助者就以为是你引发了这些情绪。这是移情的一种投射过程。

沉默的力量特别强大,因为我们在现代社会中很少体验到它。在别人面前的沉默常常令人尴尬,通常意味着我们自己或者我们同别人的关系有问题。这样一来,沉默就等同于羞愧和无能,而羞愧和无能都会引发焦虑。然而在某些文化中,同别人静静地坐上几个钟头却是很平常的,并不会让人不快。你可以问自己:"沉默引发了求助者和我的什么反应?"只要有机会,每一个来访者都会演示沉默对他们意味着什么。此时,来访者将向你提供他们潜意识世界的构造信息。

沉默既可以被体验成安全和接纳,也可以被体验成漠视、抛弃或责备。有的求助者因为我不打破沉默而大发雷霆,然后说出这样的话来:"我付你钱是干什么的?难道就是为了像个傻瓜一样坐在这里一言不发?"对于一模一样的情境,却有别的求助者感激我:"你是第一个让我有时间想出答案的人。我老公总是不耐烦地走开。""我父亲总是咆哮着让我回答他,而我只会战战兢兢,成了哑巴。""谢谢你让我坐在这里而不必说话,也不必听别人说话。"有的求助者不能忍受沉默;实际上,有的咨询师也不能忍受沉默。你如果是这样的咨询师,就很有必要弄清楚:究竟是因为求助者感到不舒服,还是因为你自己感到不舒服而打破沉默。打破沉默可能意味着放弃了对求助者有利的机会。

咨询师和求助者一样,都可能因为沉默而感到不舒服,这与我们的社交惯例和个人经历有关。咨询师常常觉得有必要说话,觉得自己有必要"做点什么"。听听你的咨询录音,看看你是否倾向于打破沉默。如果你确实是这样,就让沉默的时间长得让你不舒服,然后探究你有怎样的情绪和联想。你感觉如何? 你为何对沉默感到焦虑? 沉默在你出生的家庭中意味着什么? 下面的哪些情况反映了你头脑中的想法?

如果我沉默,那么:

- 求助者会认为我没本事。
- 求助者将会发狂或者失控。
- 我会发狂或者失控。
- 求助者就会不喜欢我。
- 求助者会觉得我很愚蠢。
- 我就成了一个不好的咨询师。
- 我觉得自己想尖叫!

我问过学生在咨询过程中是否缺少沉默,他们一开始通常说自己打破沉默是为了让求助者放松心情。经过一番反思之后,学生们通常能够认识到他们打破沉默其实也是为了放松自己。在社会交往中,十到十五分钟的沉默就像一辈子那么长;但在心理治疗中,这种沉默应该再平常不过了。在治疗性的沟通中,沉默是一个重要的方面,需要得到足够的重视和深入的研究。

在沉默的时候,如果你难以估计时间,不妨试试下面的方法。在来访者背后某个你瞟一眼就能看到的地方安置一个带秒针的时钟。看看你能允许沉默持续多久。如果 5 到 10 秒钟对你来说就显得长了,那么让沉默持续 15 秒、30 秒甚至 1 分钟,只要你能接受。你知道已经沉默了一两分钟之后,可以轻声问来访者:"你觉得自己不想说话吗?"或者"你现在感觉如何?"这样可以重新开始言语交流。不同的求助者所能接受的沉默时间是不同的。对某些人而言,沉默是一种帮助;对另一些人而言,沉默却让他们觉得被抛弃。如果某位求助者属于后一种情况,你可以先主导一下谈话,然后逐渐把主导权交给来访者。

要想让沉默发挥正面的作用,我们必须让求助者适应沉默。要达到这一点,我们自己首先要能坦然面对沉默。留意沉默在你日常生活中扮演的角色,尝试沉默得更久、更深入。如果你倾向于逃避沉默,就尝试增加你耐受沉默的时间,并且关注此时你脑海中浮现的想法和情绪。瑜伽和冥想练习班在这方面会有帮助,促进自我觉察的读物也有帮助。

在咨询关系当中,沉默提供了一种共同沉思和相互接纳的空间。此时,你和求助者都不必表现出机智和魅力,也不必活跃气氛。抛却表现欲,创造一种自我反思和相互发现的情境。有时候,最好的技巧就是抛开技巧。

第七课
咨询师的情感——意料之中与意料之外的

你内心的魔鬼如果不为你所知,它
通常就会在最近旁的人身上表现出来。
——保罗·科埃略[①]

刚入门的时候,我们通常以为心理咨询是一件我们为求助者做的事情,就像医生让脱臼的关节复位,或者教师批改一个错误的解答。实际上,心理治疗是一个我们同求助者完成的过程。只要我们接触到求助者内心的挣扎和遇到的挑战,我们就会体验到各种各样的情感。在开始接待求助者之前,我当然没料到将会体验如此多的情感。我曾以为,表现得"专业"就是不带有自己的情感;结果,我所理解的中立态度只让我明白了"冷漠咨询师"的概念。我花了很长时间才明白,我必须决定展现何种情绪,我还需要密切注意自己的情感,并且在工作中加以运用。

在我开始从事心理咨询以前,我确实期待从中感受到兴奋和满足。我曾想象求助者为了内心的冲突而苦苦挣扎,他们的这些问题将满足我的好奇心,并使我得出参悟人生的见解。求助者将会对我感激涕零,会向他们的朋友推荐我;我将声名远扬,我的事业将蒸蒸日上。心理咨询有时也可能伤脑筋,但是我的每一次咨询应该都会让求助者恍然大悟并

[①] 保罗·科埃略(Paulo Coelho,1947—　):巴西作家,年轻时特立独行,多次被送进精神病院,后因写作《朝圣》、《牧羊少年奇幻之旅》、《维罗妮卡决定去死》等名著而获得无数荣誉。——译者注

且得到成长。

当我真正开始接待来访者时，我的惊讶可想而知。怎么会有这么多的阻抗和犹豫？我对他们的启发怎么不管用？怎么没人对我感激涕零？我更没想到求助者竟然对我发火，也没想到我会担心自己做得不对而彻夜不眠。当时我首先觉得自己选择了错误的职业。时光流逝，我后来才明白心理咨询师的日常生活与我当初的想象有多么不同。

不够耐心

在接待求助者之前，我没有意识到他们的阻抗有这么厉害。我以为，只要我是咨询师，求助者就会接受我的帮助、采纳我的建议。我从没想到自己会因为求助者进步缓慢而焦急万分。尽管确实有人接受短期的治疗之后就大为改观，但是很多人（特别是那些有根深蒂固的性格问题的人）要有好几年的时间才能取得进步。有些案例的进展让你觉得像地质年代那么久远。

阻抗被称为"反常的不情愿"（paradoxical reluctance）。求助者在你这里花了大量的时间和金钱，却抵触你的帮助。这究竟是何道理？既然认识到自己需要发生改变，也承诺去改变，并且寻求这方面的帮助，结果却坚持不改变？这种经常发生的情况只能用潜意识来解释。对于大多数求助者而言，最大的挑战不是得出正确的诊断，也不是制订合理的治疗计划，而是帮助他们真正愿意去改变。

每个咨询师都渴望那种高效、重要和成功的感觉。如果遇到那种问题复杂而又缺乏沟通技巧的求助者，咨询师容易产生挫折感。我们经常领受他们的指责，因为他们会说治疗没什么进展而攻击我们的知识和技能。"责怪受害人"（blaming the victim）最初是指我们责怪社会当中的弱势群体不够成功，而无视他们是经济社会地位低下的牺牲品。同样的，我们也会责备求助者进展缓慢而避免自己有挫败感。

我们因为自己内心受伤害而感到愤怒，因为不能解决求助者的问题而感到受挫折，或者因为求助者使我们感到无能而想报复，都可能促使我们给求助者贴上"阻抗"或者"病态"的标签。这种以逆移情为基础的诊断可以有多种表现形式。例如，给富有敌意的当事人贴上"边缘性人格障碍"的标签是很容易的，难的是考虑到他们的某些怨恨具有合理性。我们还可能指责求助者不想让自己的状态好转，指责他们为了操纵身边的人所以不思进取。我们可能给求助者下一个更严重的诊断，从而让我们对治疗未取得效果感到心安理得。不妨扪心自问，我们给求助者贴的标签是否真正有助于我们向他们提供帮助。

当然也确实存在另外的可能性，例如法庭指定的心理治疗（或者患者因为自己的残疾而得到赔偿）会产生患者倾向于保持病态的情况。患者如果因为自身的症状而受到关注或者得到别人的帮助，也会产生同样的情况。你看，治疗进展缓慢可以有很多原因。

我已逐渐适应了这种变化的、有时较为缓慢的治疗进程。进展缓慢实际上是一种常态，病情的反复也应该在意料之中。特别是在进展缓慢而困难的时候，当务之急是对个案进行正确的概括并且定期加以修正。我们都需要提醒自己：我们在做什么？为什么这样做？要把治疗当中遇到的困难当作一种机会，借此反思你的治疗策略，并且从其他的专业人员那里获得建议。当你认识到治疗停滞不前，就该仔细探询，提出问题，并且寻找答案。

"嘿,那是我的领悟!"

在很多求助者出生的家庭中,接受帮助或者建议竟然是件危险的事情。父母背叛了他们,或者对他们下了不好的定论;他们长大以后,可能不再认为别人对他们会有帮助。他们不相信你的知识,并且怀疑你的动机和企图。这种求助者常常不由自主地排斥你的观点、解释和关心。这是移情的一种常见表现。这样的话,要让他们相信你们之间的治疗关系,需要花费很长的时间,你的能力和可信度也要遭受很多考验。

我已经遇到过很多这样的情况:来访者说他(她)想同我分享一下最近的领悟,我就洗耳恭听,结果却发现他们的领悟是我几个星期之前甚至几个月之前就已提出的建议。我以前就提出了这样的建议,结果却被忽略,甚至被他们认为是愚蠢的。我记得自己在从业之初曾有这样的想法:"嘿,几个礼拜之前我就把这个道理告诉你了,当时你却对我翻白眼! 现在你却对我说,这是你的主意,好像我从没点拨过你似的! 对我有点信心好不好!"

尽管我有上述想法,但我知道这种反应未免有点孩子气。我当时正需要获得自信心,我认为自己应该得到的信任却得不到,这对我来说挺难过的(现在我已学会接纳这样的感受,改从别处获取信心)。在这种情况下,最好的办法是为求助者感到高兴,然后注意他们这种行为模式。如果你想让他们信赖别人,可以用仔细挑选出来的这类互动方式来发起谈话。例如这样说:"我已经注意到,你有好几次拒绝了我的某些看法,后来又把我这些看法作为你自己的好主意说出来。我不知道你是否已经意识到这一点;如果你已经意识到了,你对此有什么想法和感受可以告诉我?"

如果求助者能够理解并探讨这一过程,你可以继续这样说:"你说你父亲总是否定你的感受。你是不是像反感他一样反感我?"这样,你就把治疗关系中发生的情况同求助者的生活史与潜意识联系起来。这是对移情加以解释的一个例子。但是你要记住,只有在治疗关系已经巩固之后才能探讨这种深入的问题。

　　当求助者发现自己在咨询过程中难以处理某个艰难的话题时,这样的心理活动还会以另一种形式表现出来。他们会转换话题,或者说以后再考虑。他们表现得像个商店里的小偷,把你所说的话藏在他们的衣服里,等待机会从你眼皮底下逃走,在他们觉得安全的时候再细细琢磨你的话。这种反应模式在他们年幼的时候就已经形成,并且显著影响到他们同一切人的交往。很多求助者担心,他们的想法和感受一旦表露,就可能被攫取、篡改、贬低。既然父母总是告诉他们应该怎么想,应该有怎样的感受,他们就逐渐认为坦诚与合作是危险的。

　　如果父母存在自恋、精神疾病、精神活性物质成瘾或者对小孩形成竞争,那么求助者在成长过程中就会逐渐认为:父母的建议和主张是不正确的甚至是破坏性的。聪明的小孩子如果在这种处境中长大,就逐渐学会只依靠自己。一个人如果连自己的父母都只好防备着,又怎会轻易认可你的资质和好意? 他们将把自己的需要隐藏起来,试图悄悄地养育、抚慰和支持他们自己。这种移情应该得到尊重,应该小心处理,记住这一点是很重要的。如果过快地对他们这种防卫心理进行解析,可能会使求助者承受不了,促使他们过早结束治疗。

性的吸引

　　咨询师和求助者之间的亲密接触是一个禁区,这个禁区可以保护双方都免受伤害。然而，这一禁区，就像任何禁忌一样，会让人感到紧张。新入门的咨询师常常没有料到，性的吸引在治疗关系中是很常见的。心理治疗使双方的情感很亲近，这很自然地使人向往身体的亲密接触。

在电影中，几乎总会看到咨询师同求助者发生性关系。当然，这种性描写是为了让电影更卖座；但是这也反映了心理治疗领域确实存在的问题。尽管培训中对此越来越重视，这种现象却持续存在，害人害己的咨询师级别也越来越高。如果问起性关系方面的禁令，我们的回答通常是"我对此再清楚不过了"，但是没有哪个咨询师能够完全做到对求助者坐怀不乱。我之所以明白这一点，是因为我的一个伦理学教授竟然为此而被吊销执照。

同求助者讨论性吸引的问题是很困难的，但却是至关重要的。在我督导的小组里有个学生叫吉尔，她勇敢地举手询问——她能否谈一谈正在治疗的一个求助者。在焦虑和慌乱之中，吉尔犹豫不决地说出了她的困境。有一位男性求助者，是她最初治疗的几个人之一，年龄与她相仿。她在描述求助者的问题和治疗的过程时，有好几次提到这个求助者多么有魅力。从她谈起这位先生时的表情来看，她显然对这个人很有感觉，而这种感觉已经超出了治疗关系的范畴。

她的这位求助者的人际关系曾经非常混乱，有过剧烈的情绪波动，曾经尝试过一次自杀。他已经求助过好几个咨询师，他对吉尔说她是自己遇到过的最好的咨询师——可能是"世界上最好的咨询师"。吉尔觉得他们之间已经建立了稳固的联系，求助者正在从治疗中获益。现在吉尔想在课堂上讨论这一案例，是因为求助者提议他们成为情人。

心理治疗这门专业的课程，吉尔已经学习了好几年。对于边缘性人格障碍、性移情（sexualized transference）以及治疗关系的特点，她已经知晓全部的理论。我既然知道她的情况，就以为她会询问处理求助者性移情的原则和技巧。让我惊讶的是,她向同学们这样问道:"尽管我和他之间是治疗性的关系,我和他之间发展浪漫的关系是否也不错? 你们意下如何?"我起先以为自己没听明白。我环顾自己督导的整个小组,看看是不是自己听错了。他们都目瞪口呆地望着我。我倒吸了一口冷气,转向吉尔,请她把自己的问题重复了一遍。看来我们都没听错。

吉尔迷恋上了她的求助者。她过的是单身生活,工作又很累,而且没有要好的朋友。因为她情感上的空虚和对亲密关系的渴望,她难以看透求助者的吸引其实是移情。她也忘记了这位求助者诱惑她的那些行为的背景。这位求助者有早年的性虐史,并且有人格障碍。吉尔的心被俘虏了,是因为她受到身体层面的吸引;求助者称赞她的治疗技术,让她感到很受用;她觉得这位求助者的存在拯救了她的孤寂。

吉尔自己遭受过性虐待和身体虐待——在这些经历中人际关系都逾越了禁区——使她与求助者的双重关系变得挺自然。吉尔退行到她早年的家庭关系和情感世界中,忘记了自己所受的专业训练。她承认自己幻想同这位求助者有一个未来;她也隐约感到,他们之间的治疗关系必须终止。

吉尔竟然能够完全忽视她学习过的这些原则,真让我大吃一惊。从她的表现就可以看出解离①、潜抑和否认的力量。实际上,过去所学的原则仍然存留于她的脑海中,促使她将内心的挣扎公诸于众,以便她打破自己的恍惚状态。我看到其他的学生对她吐露的心声目瞪口呆,我就先指出她的这种情感也是常见的,并且赞许了她这种自我剖析的勇气。我

---

① 解离(dissociation):部分或完全丧失对自我身份的识别和对过去的记忆。与下文的"潜抑"、"否认"等均属于心理防御机制。——译者注

们详细讨论了这一案例。我还预言：尽管这个求助者富有魅力并且在诱惑她，如果她能够遵守治疗关系的界限和原则，她还是能够取得治疗的成功。

几个星期后，这位求助者的正移情转变成了负移情，他说吉尔是他见过的最差的咨询师。他为吉尔拒绝了他的诱惑而感到愤怒，用了很多时间来指责吉尔的技能。但随着时间的推移，吉尔能够同他探讨一些重要的问题，帮助他讨论他的情绪，而非在治疗关系中演绎出这种情绪。

想当初，吉尔只看到了求助者边缘性人格障碍分裂出好的一面并且受到了诱惑（因为求助者能够发现并利用她的弱点）。回顾这个过程，吉尔非常庆幸自己把这个情况拿到课堂上讨论并且没有逾越治疗关系的界限。现在她已看清来访者的性格缺陷，就很难再幻想同他发展亲密关系。我所庆幸的是，吉尔能够经受这次感情风暴的考验而没犯下损毁她职业生涯的错误。吉尔本来希望自己成为心理咨询师之后能够抛开过去所经受的痛苦，没想到那些过去的经历会再次影响她，给她造成痛苦和困扰，并且危及她的福祉。这一经历让吉尔看清了她的自我很脆弱，面对某些求助者的时候容易出现退行。她意识到自己刚刚躲过了一颗射向她的感情和职业的子弹，她终于明白自己也需要接受治疗。

任何的治疗关系中都不应该发生性行为。不论你这种欲望多么迫切，这毕竟不会让求助者从彼此的关系中得到最大的益处。如果你与求助者发生了肉体亲密，你就让他（或她）有权力中止你的心理咨询生涯。想想你为了职业培训所投入的辛苦、精力和金钱吧。问问你自己，是否愿意给予求助者这种权力。如果你真的考虑臣服于求助者的性吸引，请你尽快联系你的同事、督导或者咨询师。你可以思考这个问题，解决这个问题，但是永远不要出这方面的问题！

退行的力量

早年的强烈情感存在于我们的记忆之中，它被激活之后如果使我们回到以前的状态，这就是退行（regression）。退行与"闪回"（flashback）的体验类似，都会激活潜意识记忆中的许多神经网络，将过去的剧烈情绪添加于当前的现实之中。吉尔与她的求助者在治疗初期的经历，很好地演示了一位咨询师的退行对治疗过程是多么无益。

然而对求助者而言，退行具有重要意义，因为它可以激活旧有的记忆网络，这将对症状的演绎发挥重要作用。弗洛伊德让求助者躺下来，眼看别处，沉思默想，目的之一就是为了促进退行。鼓励求助者谈论自己的过去，帮助他们表达那些强烈的情感，一边抚慰一边治疗，这些做法都能增强退行，因为这些做法缩减了求助者对当前的注意，让他们的心思回溯到以往那些主观时间。

尽管我经常听说心理治疗可以有效地触发退行体验，我第一次真正相信这一点，还是因为我自己有了这种体验。在我自己接受心理治疗的时候，曾经经历过一个特别痛苦的阶段，当时我好像回到了童年那段艰难的时光。那时候，我父母关系不和，而且家里几乎揭不开锅，我又找不到任何人来诉说自己的恐惧。这些记忆的唤醒，让我体验到很多强烈的痛苦。

我在童年采用的某些解离性防御方式（dissociative defenses）表现了出来，使我在治疗中难以保持成年人的心理状态。那次治疗结束之后，我回到自己的车上，发现自己竟然忘记了怎样开车！我坐在车里，为此感到吃惊，不知道该怎么办。好在童年的记忆逐渐散去，开车的经验慢慢浮现。我对这次经历的理解是：早年的某些经历具有一定的力量，笼罩在我当前的现实体验之上，使我的情绪、知识和对自我的认同都"退行"到早年的阶段。

另一个退行的例子来自一位求助者的梦，她经常重复梦到自己进入祖父母的房间。梦境的开端都是这样的：她从前门走进房子，门厅有一面镜子正对着入口。她在镜子中看了自己一眼，然后向左拐，进入起居室。随着这位求助者进一步发掘童年的记忆，她的心中浮现出越来越多的原始情绪，这些梦的内容也逐渐发生变化。最先引起注意的变化是，当她走进这套房子的时候，镜子当中不再有她的影像。她起初以为这是因为镜子被搬走了；后来才明白，这是因为自己在梦中变得更幼小了，长得没那么高，够不着镜子。

咨询师需要敬畏退行的力量。退行的力量对求助者而言是强大的，对咨询师而言也是强大的。想与求助者发展浪漫关系的那位学员，最后发现自己倾心的人想在他们之间的治疗关系中增加性行为的内容，而这样做只会起到破坏作用。这种互动与她的童年经历非常相似，以致于她从一个自信的成人退行到一个迷茫、依赖的小孩。退行的力量甚至让她无视自己所受的专业训练，企图逾越心理治疗的规范。咨询师绝对需要勇于剖析自己的内心世界，并且需要对自己无意识的记忆网络永远保持警觉，因为这些记忆会在工作中被激活。

医者先医己

多年来，我接待过一些让我感到嫉妒的求助者。他们拥有美丽的妻子、可爱的孩子、豪华的房子和成功的事业。有些求助者的心态比我还健康。遇到这类人的时候,我这个治疗者会觉得自己相形见绌,有时还会觉得很迷茫。这类求助者可能让我们感到自己不完美,感到羞愧,从而引发内心的冲突。

心理咨询师的成长之路是曲折的。这么多年来,我遇到过很多必须面对的内心冲突,其数量之多、程度之深,让我自己都吃惊。从孩提时期开始,我就磨炼出一种能力,就是把注意力用来帮助别人,从而隐藏自己的很多问题。只要我的注意力转移到照顾别人,我的自我感觉就很好。在没有使用这种分心术的时候,我很容易沉浸于内心自发涌现的情绪体验之中,变得焦虑而忧伤。对于咨询师能力的提高而言,与我在学校所学的一切心理知识与咨询技术相比,自己内心世界的情感旅程显得同等重要。我还发现,这种修炼是一个毕生的过程,将持续到我生命的最后一次呼吸。

我还不得不直面这样一个现实:与我一样,精神卫生领域的很多从业人员有着自己的心理困境;事实上,这可能是他们从事这一领域的初始原因(他们自己可能没意识到这一点)。把我们这样的一群咨询师集中在一个本来用于帮助来访者的咨询机构,你会发现我们至少有一半的时间和精力用来探讨各自的问题。我多年来为此感到困惑和灰心,我思考为什么我们不能把自己的问题放在一边而只做自己的工作。经过很多的思考之后,我意识到这种想法行不通。精神卫生工作当中的每个人,不论是求助者还是助人者,都需要得到帮助、支持和治疗。如果只帮助那些求助者,而不帮助这些助人者,最终必然失败。

有一次我经过一家精神病院的走廊,一边走一边与一位患者交谈。他是一个轻言细语、文质彬彬的人,最近刚经历过一次急性的精神病发作。后来我们走过病房主任的办公室,只听到紧闭的门后传来病房主任对护士的大声尖叫，那声音听起来很像刚发作的病人在被注射镇静剂之前的胡言乱语。然后我们继续往前走，这位患者用平静的哲学家口吻对我说："我常常分不清谁是医生、谁是病人。好在我们都被关起来了。"

当我的观念转变之后，我发现自己也需要得到我给予同事的那种帮助，后来我逐渐接受了这种帮助。在所有这些需要之间取得平衡，成了我能力提高的一个拐点，让我能够更好地与患者和精神卫生工作者打交道。我已学会更加诚实地看待我自己也需要得到帮助这一事实。我为同事所花的精力对我的工作而言不再是浪费时间，而是对所有患者的一种重要奉献。

第八课
就诊是吓人的——求助者的阻抗

> 我先要学会很多东西,然后才能明白我得学多少东西。
>
> ——一位成功的求助者

　　作为一名刚入门的咨询师,最难明白的事情之一就是怎样处理求助者的阻抗。我们大多数人都错误地以为阻抗就像室外的工作因雨延迟——我们只能等雨下完了再开工。事实完全不是这样。处理并解决阻抗,是心理咨询的关键技术。怎样解决求助者的难题? 在很多情况下,答案就隐藏于他们带进咨询关系的阻抗之中。随着时间的推移,我们会逐渐懂得怎样对嵌入阻抗的重要信息进行解码。

　　通常情况下,刚入门的咨询师首先从求助者的谈话内容来辨别阻抗。这种内容阻抗(content resistance)反映在求助者谈及某些话题时出现情绪困扰。交谈中断或者出现强烈的情绪,常常是表明"这里有问题"的最初信号。求助者可能一谈到自己的妹妹就显得很忧愁,也可能谈到自己的父亲时很有话说,却从不提到自己的母亲。有时候,求助者还会说出"我不想谈这方面",然后他们会谈起另一个话题。这些都是内容阻抗的例子。

　　随着经验的积累,咨询师开始明白什么是过程阻抗(process resistance)。过程阻抗嵌入在个性和应对方式当中,也嵌入在成长过程所形成的防御方式当中。我们的心智是在向自身经验进行调适的过程中形成的,并且反过来对我们的知觉进行组织,使之与以前的经验相一致。

如此说来,过去成了现在,过去还成了未来;或者换种说法——是我们创造了我们所希望找到的。一个好例子就是心理咨询中的移情——在发生移情的时候,求助者把咨询师当成了以往人际关系中的一个重要人物。

过程阻抗被咨询新手初次见到,往往是在以下一些场合:商定和收受费用,求助者爽约或者提前结束疗程。在这样的场景中,求助者会"表演"出自己的阻抗。这就看咨询师能不能理解并识别这样的表演,能不能发现引起这些行为的情绪过程。对于新手来说,面对这些情况不是件容易的事,要经过不少时间才有信心克服心理上的不适,并对求助者的过程阻抗作出解释。避免讨论求助者的爽约与欠账,还是坦率地讨论求助者这样做的想法和情绪? 前者似乎更容易。

就诊是吓人的,大多数人会对就诊犹豫不决。决定就诊已经很不容易,更不要说同咨询师预约好之后坐在咨询室外面等候咨询师的到来。如果求助者表现得非常热情,那往往是一种练习好的阻抗。我自己第一次寻求心理咨询时,心里乱糟糟的。我的脑海里不断回想起这样的声音:"咨询师会觉得我疯掉了!""他会认为我父母的教养方式很失败,"甚至"他会说我自己都一塌糊涂,怎能做咨询师?"记住这些经历,让我对新的求助者能够更好地共情。

鉴于求助者的这些顾虑,我们尽量让他们感到舒适一些,是很重要的。先赞许他们寻求帮助的决定,再引导他们完成最初的咨询。如果他们在一开始不适应,那么就先抛出一些一般的、容易回答的问题,例如教育背景、兴趣爱好。要把求助者作为一个正常人来看待,而不要一开始就急于在你的异常心理学教材中寻找条条框框。

对求助者来说,就诊是吓人的;对咨询师而言,处理求助者的防御和阻抗也会很吓人。我们在家里的标准角色是维护安宁的人，所以很多咨询师所做的就是尽量避免冲突。很多女性更是如此，因为在大多数文化里对女性角色的期望就是照顾别人、让别人舒服一些。已经有无数的女学生、女性求助者和女性朋友对我说：如果她们的言行让别人难受，她们就会觉得自己像个"泼妇"。对求助者进行有效的阐释（interpretation）而让他们暂时感到不快，这并非就意味着表现得像个说话尖刻的泼妇；对此二者加以区分当然是很重要的。

很多咨询师在童年不被允许表达愤怒。他们所在家庭的心态和别人的需要都要求他们做一个好孩子。在成长过程中不被允许表达愤怒会出现一个问题，就是愤怒并不会消弭在日常生活和平时的交往中。正因为如此，他们的愤怒表达出来的时候，就会是可怕的、爆炸性的，并且进一步显得这种愤怒需要被压制。不幸的是，当愤怒从意识中被删除，我们通常就会丧失力量感，也变得没有主见。

冲突当然不是咨询的目标，但它有时对成长而言却很重要。我们要有能力面对求助者的愤怒，吸收他们的负移情；尽管成为这些负面情绪的目标会让我们不舒服。记住，对移情而言，在很多正移情之后潜伏着负移情；对阻抗而言，它是一种心理防御，是为了避免焦虑。有的人用微笑来隐藏他们的愤怒，还有的人则用愤怒来掩盖他们的脆弱。

咨询师害怕与求助者发生包含着冲突的面质（confrontation），可能表现在下面这些对治疗无益的行为中：

- 对求助者三番五次改时间的情况不加以讨论
- 回避讨论来访者的迟到和爽约
- 回避讨论对收费的某些想法
- 收费太低

● 不探讨难题

● 不作阐释或者阐释太多

● 咨询过早结束或者拖得太久

● 咨询师自己爽约

要重视探究你在咨询中体验到的愤怒、执著与力量，尤其要注意上面描述的这些问题。

基本的悖论

求助者来咨询，通常要花不少钱，还要付出很多情感，却躲避你的帮助、建议和解释，这乍一听起来让人感到困惑。阻抗是心理治疗的基本悖论，但是这种矛盾只是表面的。当你熟悉了求助者的家庭、经历和成长过程中面对的各种情感冲突，你就会越来越理解他们为何产生这种阻抗。阻抗是一种内隐记忆（implicit memory），是对过去经历的一种调适——那些过去的经历仍然在当前的生活中产生着回响。当你有了经验之后，只要与新的求助者交流几分钟，你就会发现阻抗。

求助者的核心问题嵌入在他们的阻抗当中。我曾接待过一些求助者，他们在自己还是小男孩的时候受到过父亲的严重虐待。其中有个人叫詹森，来找我的时候 29 岁，是个棒球运动员。在第一次咨询的时候，他始终把双臂抱在胸前，摆出一副无所谓的样子。还有个人叫道格，是个商务顾问；这个中年人几乎每次来咨询都给我带礼物。托尼才十几岁，个子却有我的三倍那么大；在咨询室里，他把自己坐的椅子推到角落，似乎觉得我会攻击他。这些求助者都在潜意识中对他们早年遭受虐待的经历作了调适，并且把这种潜意识的适应体现在对我的移情中。这三个人都清楚地记得自己遭受过暴力，却都没有意识到自己对这种经历的调适已经渗透到他们的个性特点、防御方式和人际交往当中。

求助者的症状有时候会提供我们需要却不能直接询问的信息。一个丈夫平时不能满足自己的某些需要，在他生病的时候才会得到照顾。一个劳累过度的母亲出现惊恐发作和广场恐惧症状后，才发现她的家人开始分担她的劳作。一个青少年担心离开他那患有抑郁症的母亲后会发生不测，后来他发现，自己这种焦虑的症状变得严重之后，就成了推迟上学的"好"理由。因为自己的症状而得到奖赏，或者因为自己的症状而得以回避负面的事情，就称为继发性获益（secondary gains）。得到的这种好处会强化和延续患者的症状，使他们对病情的改善产生更大的阻抗。

处理继发性获益的关键，是帮求助者直接得到他们想要的东西。帮求助者明确自己的需要，并且支持他们坚定地满足自己的合理需要，这种办法几乎总会生效。也有例外的情况，比如前面讲到的陪伴抑郁症母亲的那个青少年，就要让他的母亲得到救治，从而让他摆脱羁绊，让他得到健康的成长。当人们直接满足了自己的需要，就不再通过固守对自己有害的症状来满足这些需要。

我们所说的"阻抗"，其实是求助者同咨询师交流的必要形式，也是心理治疗进程的一个中心环节。尽管大家在心理治疗中都广泛使用"阻抗"这个词，这个词是否恰当却值得商榷。我们所讨论的这种现象，更恰当的描述应该是对早期人际关系和创伤经历的内隐记忆和程序性记忆。这些记忆虽然不被人们意识到，却严重影响到当事人对周围世界的体验，还影响到他们对周围世界的反应方式。

当事人常常能够意识到自己陷入了不断重复的行为模式中，却很少知道这种行为模式起源于无意识的记忆。咨询师的一个关键任务就是辨认、了解求助者的这些行为模式，并且把自己的认识与求助者沟通。我们总是试图让患者懂得：他们的过去是怎样影响到现在、塑造着未来。把这种行为模式描述成一种记忆，可以避免求助者感到他们受责备，有助于建立良好的咨询关系。求助者的头脑是怎样学会适者生存的，这是一个需要双方共同探讨的问题；用协作的方式来探讨这个问题，要比用其他方式好得多。

接纳他们的阻抗

合气道这种武术的根基是平衡与能量的原理。如果有人攻击你，那么他肯定处于心态失衡的状态，这种观点是合气道的核心。这样一来，合气道高手的角色就是让攻击者抛弃他们错误的判断，让攻击者重新取得心态的平衡。因此，合气道高手不是用相反的力量来直接对抗攻击者的力量，而是用巧妙的躲闪来避开攻击者的力量。这样可以把攻击的能量引入一种循环运动，使它"进化"成一种不再具有破坏性的能量储备。只要采取了正确的动作，就可以让被攻击者和攻击者都不受到伤害。

在心理治疗中怎样处理阻抗？合气道的方法就是一个绝妙的比方。没经验的咨询师可能犯的最大错误，就是把求助者的阻抗当作是针对咨询师本人的，从而用自我的能量来加以对抗。然而像合气道的情况一样，求助者的阻抗是一种信号，表明求助者需要咨询师帮助他们达到心灵的平衡和完整。对求助者的阻抗采取情绪化的反应是很自然的，但我们必须保持清醒的头脑，牢记自己的咨询师角色。咨询师可能想对求助者打击报复，但这样做当然是错误的。我们需要确认和理解求助者的阻抗；当阻抗被成功地转换成可接受的思维、情感和生存方式时，我们还要感谢阻抗。接纳求助者的阻抗，把它看作当事人在以往面临挑战时必要的防御反应，这是治疗取得成功的法宝之一。

在你的职业生涯中，你将面对上百种阻抗，问题是你怎样处理好它们。第一条准则，也可能是最难以遵循的准则，就是"不要自卫"。你要记住，阻抗可能是求助者自身的问题，而不是针对你的。第二条准则是认真聆听求助者的顾虑。实际上，求助者可能担心你的学识和技能；他们这种担心有合理的一面，需要仔细加以考虑并且在咨询之前就加以探讨。例如，求助者可能觉得自己的问题比较难以处理，他（她）需要一个更有经验的咨询师。还有些求助者的问题与异性咨询师谈论起来比较尴尬。所以在听到求助者的顾虑之后，你需要问自己：他（她）的顾虑有没有道理？求助者的疑问让你又有机会自我审视；毕竟没人可以担保自己能够治好一切患者。

想一想下面这些问题：

● 我的技能足以治疗这位患者吗？

● 我与求助者是否匹配？

● 这位求助者找别人咨询的话是否对他（她）更好？

● 我觉得自己能够为这位患者提供帮助吗？

● 我是否已经产生了强烈的逆移情（使这位求助者从我这里得到的帮助打了折扣）？

这些问题并不简单，回答起来并不容易。这需要多年的经验才好下判断，所以有机会的话就仰仗督导的帮助。

如果你已经认真思考过求助者为什么不愿合作，你也反省过自己可能存在的问题,仍然觉得求助者的顾虑是不合理的(更像是阻抗),那么就进入下一步骤:尝试理解求助者为何需要阻抗。要探讨求助者有哪些人际关系方面的经历,探讨他们所得到的人际支持好不好。就像上一章讲到的那样,可能是因为求助者曾经被他(她)最依赖的人背叛或误导。阻抗还可能源于求助者以前同医生或心理工作者打交道的经历。我接待过的求助者中,有几个就曾是咨询师工作失误的受害者;他们来我这里治疗时,最初的阶段完全是在关注我够不够格、值不值得信赖。在更轻松的层面上,阻抗还可能是由于你让求助者想起坑害过他(她)的一个汽车销售员。我要表达的意思是,阻抗是在过去的经验中习得的,目的是为了在类似的情境中生存;我们需要接纳、发现和探索阻抗,而不要认为阻抗是针对咨询师的。

阻抗的潜在动机通常不是针对咨询师的,但是表现出阻抗的情境往往涉及咨询师的特征、行为或缺点。有没有求助者说你难以理解他们或者起不了多少作用,而他们的理由不过是因为你岁数太大或太小,皮肤太白或太黑,举止太含蓄或者太直率?求助者可能用不信任的表情看着你问:"你已经接手过多少案例?""你从业多少年了?"他们甚至会问:"你到底有没有参加过正规的培训?"你的经验越少,你的证书越不过硬,这些不加掩饰的攻击越会损伤你的自尊和心态。

当你的特点、证书或者能力遭受质疑,你自然容易感到恼火,容易采取防御反应。这样的负面情绪当然会损害求助者对你的评价,也会损害你们之间的治疗关系。所以最好的策略是准备着求助者质疑你的技能,从而让你的反应表现得自信和大度。例如可以这样回答:"我确实从业不久。我选择在这家咨询中心工作是因为督导的名望很高。你知道,我是在持证咨询师的督导下工作的,对每一次咨询我们都会加以讨论。"

　　求助者有权知道你接受过哪些培训、有多少经验，所以求助者询问甚至质问这些问题并不一定表明阻抗的存在。求助者询问你资质的方式才值得注意。他们的询问如果带着嘲讽、贬低或者愤怒，就可能蕴含着某些重要信息，反映了他们的期待、经历和防备。他们如果真的这样询问你，你不妨在直接回答你所受的训练是保质保量的之后，再反问他们一个问题，例如"你希望在咨询中得到帮助吗？"或者"咨询是双方共同的工作，对不对？"这类反问可以直接消除他们对咨询的担忧和顾虑。

　　曾有求助者说我无权治疗精神分裂症患者，因为我从来没有得过这种病；也有求助者说我不会知道抑郁症是怎么回事，因为我过着"完美的生活"。还有求助者说我不可能理解现在的青少年，因为我成长的年代既没有同龄人的压力（peer pressure），也没有毒品问题。寥寥数语，例如"那么告诉我是怎么回事吧"，或者"你说得对，我不了解你们在想些什么，但是我很想知道"，就可以打消他们的阻抗，有助于建立良好的咨询关系。

　　求助者表达指责、质疑和攻击的询问通常是"你行吗？"或者"我可以相信你吗？"如果他们向我提出这样的问题，我就以此为出发点来引导我们的讨论。在谈到我的年龄、性别、种族或者专业背景时，我要传递的信息是"我不知道我对你有没有帮助，但我想试一试"。为了帮助别人，难道我就必须和别人信仰相同的宗教、经受相同的歧视、罹患相同的疾病？求助者可不可以把他们的世界描述给我听，从而帮助我来帮助他们？ 如果咨询师是同性恋、黑人或者犹太人，咨询的效果就会更好吗？情况可能真的是这样，但是在我和求助者讨论这些问题的过程中，我们之间通常就能建立融洽的关系，为以后的心理治疗打下基础。

　　当你遇到阻抗的时候，要记住以下一些原则：

● 别认为这是针对你个人的,永远不要以牙还牙。

● 不要因为求助者的阻抗而惩罚他们(例如不要说:"你觉得我是个糟糕的咨询师;其实,你是个不可救药的人!")。

● 要接纳阻抗,对之进行评估,并且赞许求助者在必要的时候使用防御方式(例如,"你的父母曾经利用了你的弱点,所以你在他们面前不再表露自己的弱点,这并没有错。")。

● 对阻抗进行探讨,就好像探讨其他的无意识记忆。

● 描述求助者的阻抗,好让他们逐渐认识到并且明白这种现象(例如,"看来,每当你觉得自己受到指责的时候,你就变得沉默和退缩。下一次出现退缩的时候,看看你能否意识到这一点;你能够意识到自己的退缩之后,最好能够告诉我。")。

● 让阻抗回归具体的情境。与求助者讨论这些阻抗在过去哪些情况下是必要的,然后让求助者弄清楚过去是过去,现在是现在。

● 描绘一些情况,让求助者不用阻抗的方式来应对(例如,"当你害怕前来咨询的时候,不要取消我们之间的预约,而尝试打电话告诉我,说你有些害怕,或者带着这种畏惧前来咨询")。

● 最重要的是:要有耐心。今天的阻抗可能会成为明天的领悟。

求助者取消预约时如何处理

咨询师对此的反应常常是感到烦躁、愤怒、担忧或者反感。当求助者打电话来说要取消预约时,咨询师很容易感到自己被贬低,感到自己对求助者而言是可有可无的;我们可能会觉得自己对求助者来说不够重要。取消预约这种情况是相当常见的,这会激起我们自己被排斥、被抛弃的感受,还会让我们感到羞辱。我们还会担心自己的督导会怎么想;

等到以后自己独立开业的时候，我们还可能会感到愤怒，因为这会影响到我们的收入。

有很多刚入门的咨询师向我汇报，说他们被求助者取消预约时，首先会觉得这是因为求助者认定他们这样的咨询师不够格。这种爽约让他们感到羞愧，他们私下以为求助者作出了抛弃他们的决定。在这种情况下，既然我们自己的羞愧如此容易被引发，可见治疗别人有多困难；爽约不再是求助者的阻抗，而成了针对我们个人的。

我有个求助者名叫约瑟夫，几乎对于每次约定的咨询，他都要打电话来更改日期或钟点；甚至在约定的时间之前几分钟，他才打电话来取消预约。一开始，这让我有点烦；我每天接待来访者的时间是安排好的，他总是取消约定让我觉得自己不受尊重甚至遭到凌辱。我觉得约瑟夫把我和我的疗法、我的时间都贬低了。随着我不断深入到他的内心世界，我发现他不断爽约是为了满足多种需要。频繁的爽约让他在咨询间期还能同我保持联系，这种联系对他来说就像一条救生绳索。他这种行为还以一种特别的方式体现出他有多痛苦，并且让他有机会行使自己的意愿从而体会到自己在控制事态——虽然他选择来咨询，但他可能觉得心理咨询让他受到了操控。

这种行为模式还经常在他的人际关系中表现出来：只要有可能发生失败或者遭到拒绝，他就会退缩。随着我继续把他的爽约"翻译"成他需要与人接触并且需要得到掌握事态的控制感，他越来越能够如约前来谈论自己的需要，而不只是把这些需要演绎出来。在这一过程中，被取消的咨询越来越少。我还对约瑟夫说：只要他觉得想同我联系，就给我发条短消息。

求助者打电话来取消预约，可能意味着各种事情。他们确实可能在驾车途中爆胎了，可能堵车了，或者开会没结束。然而更常见的情况是，求助者爽约是在向你透露某些信息。根据你对求助者的了解，尝试把他们的爽约"翻译"成情绪方面的意义。不妨问问你自己，求助者在爽约之后得到了什么，避免了什么。能够用他（或她）的防御方式、个人经历以及遭遇的问题来解释吗？

许多求助者害怕变得依赖你，或者害怕让你看到他们的痛苦和无助。为了避免这种依赖，他们可能通过取消咨询来显示自己很安心、很舒适。你在做一件好事，向他们提供一种充满信任和关心的咨访关系，这是事实；但是这可能导致他们取消预约并且抗拒治疗。在一段关系开始的时候满怀憧憬，后来却感到失望甚至被抛弃，这样的经历一多，就可能让求助者在治疗中看到希望之后，随即产生焦虑，因为他们担心自己在后来也遭到抛弃。要知道，有的人学会了先发制人。

当求助者取消预约之时，为了理解他们的举动，不妨考虑以下几个方面：

- 在上一次咨询中，有没有谈到任何（可能）让人不舒服的话题？
- 在治疗进程中，求助者是否显得越来越不开心？
- 在治疗进程中，求助者是否显得越来越开心？
- 求助者变得依赖你吗？
- 你在最近一次咨询中的心情如何？你当时是一如既往呢，还是有点分心，有点不安？你心中有没有任何情绪影响到你的咨询？
- 求助者在过去是怎样脱离一段关系的？这一次爽约是不是终止治疗的前兆？

过早结束治疗

在心理治疗中，过早地结束治疗是一个常见问题。求助者不再治疗了,原因有很多。如果求助者还没有为治疗作好准备,他(或她)就不会继续治疗,我们没有多少办法能让他们留下来。有的求助者到咨询室来晃了一圈,就再也没回来。与其考虑怎样防止求助者过早结束治疗,还不如学会留住那些已经准备好接受治疗的人。

已经治疗了几个月的求助者很少会跑到咨询室来对你说:"我正在考虑结束治疗,我想谈谈对你的感想。"通常的情况是,他们会留一条口讯,说他们主意已定,打算结束治疗。如果患者中止治疗是因为治疗打乱了他(或她)的心理稳态,我们就很难用开诚布公的方式来讨论这一情况——他们往往通过坚持自己的决定来保持一种控制感。而成功的治疗往往会让某些求助者产生内心的波动,这就有可能让他们退缩到以前熟悉的防御机制当中以获取安全感。

这种情况是经常发生的,所以我在治疗初期常常询问求助者以前是怎样同别人交往的,他们怎样脱离一段关系。问清楚求助者在脱离一段关系之前有怎样的想法和感受,以及他们最终是怎样做的,就会明白他们的防御机制、应对策略和依恋模式。这还会让你大致预测到求助者会不会提前中止治疗,预测到他们采取何种方式来中止治疗。最好的策略就是让求助者意识到这些行为模式,并且在这种行为模式被激活时,你给自己提个醒。

汤姆是个 35 岁的主管,很有魅力。他来治疗的主诉是感到焦虑和孤独。在初期的一次治疗中,我询问了他以往人际关系的情况——那些关系是怎样开始、怎样结束的,那些关系延续了多少时间。在他的描述中,那几段感情听起来都有点肤浅,靠的是身体上的吸引,靠的是他们在彼此生活中扮演了有用的角色,而不是彼此在情感上的亲近。他说在两段重要的关系当中,他都会逐渐觉得自己被误解、被利用、被贬低。他还说,谈论那些事情是没有用的,因为那些伴侣都不能理解他、关心他。

在每一段感情中,当伴侣出差的时候,汤姆就会从共同居住的地方搬走。女友回家后发现汤姆和他的东西都不见了,不知道怎么回事,就同他联系,想了解究竟发生了什么事情。汤姆说,每一次,让他感到奇怪的是,她们为他消失而感到奇怪。他疑惑地说:"她们难道不明白,在过去的几个星期中,我就已经试图离开她们?"

我预感到,在我对他的治疗当中,如果我犯了错误或者没有做好共情,他也会有深刻的体验,但不会说出来。他将会积累一系列负面情绪,然后认定我不够格,最后一走了之。在第三次咨询的时候,我把这种想法说了出来,并且同他进行了较为深入的讨论。他认为这是个有趣的设想,但他并不觉得我是对的。汤姆信誓旦旦地说:因为我们之间是治疗关系,而且我们之间相处很好,他无法想象自己会在完成治疗之前就结束治疗。而且,他脱离以前的那些关系都有很多正当的理由,那都是因为他的伴侣有问题,而我与那两个女人一点都不同。

每周一次的咨询进行两个月之后,汤姆说情况有所变化:他开始出现胃痛,并且经常做恶梦。他说我肯定对他的治疗进展感到失望。我向他保证,我并没有这种感受;我还说,他的躯体症状和梦魇可能是因为我们之间的治疗关系唤起了他的某些情感。他很小的时候,父亲就被人杀死了;我觉得,他对我的亲近感唤起了他对丧父之痛的情感记忆。我们之间形成的情感纽带可能引发了他的退缩反应,因为他担心我会成为他将失去的某个人,他无法处理这种担忧。

在第九次治疗的时候,汤姆同我谈起了他中止治疗的决定。我建议用点时间来谈谈他的想法和感受,看看这与他以前抛弃某段人际关系的模式有没有关系;这时,他坐在那里一动不动,两眼直勾勾地望着我。我问他有何想法，他愤怒地说："我有权选择自己的咨询师！"他把这句话重复了好几遍，好像他听到自己的这种声音可以缓解紧张。我想进行沟通的任何尝试都被理解成在操纵他，都会引起他的愤慨。他已经不知所措，只觉得自己必须逃离；他觉得这样才能让自己避免与人亲近，才能减少担忧。在这一案例中，我们之间的关系只不过是又一次的失败。

　　幸运的是，确认人际关系终结的模式有助于患者领悟到这一点并且避免重蹈覆辙。觉得被误解之后，汤姆如果将自己的感受说出来，结果会怎样？我们就可能提早把他现在对治疗的反应与他的丧父之痛联系起来，他就可能已经意识到自己把这种情感转移到了我们之间的关系当中。在不了解这种移情过程的情况下，汤姆相信自己的情感是对咨访关系的反应，而不知道他是在重演过去的痛苦。

　　当你考察求助者的人际交往史，要注意下面几个基本点：

- ●描绘并弄清一幕又一幕的情感与行为（描绘出想法、情感和行动的序列）。
- ●让求助者明白这些情感和行为序列。
- ●对求助者出现退缩或者准备中止治疗的早期信号，要保持警觉。
- ●与求助者讨论上述迹象，还可以试探性地预测他（她）下一步的举动。
- ●提议用其他的办法来取代过去的行为模式。
- ●尝试激发当事人在过去类似经历中的记忆。

　　随着治疗的进展，过去那些不断重复的行为模式会被打破，而代之以不同阶段的想法和情感。意识到内心这一历程的不同阶段之后，求助者就能够进一步注意到既往模式的后果并及时中断这种模式。对于已经作好准备的当事人，检查既往人际关系的模式并且预言这种模式的激活，可以作为一种有用的办法来提高当事人的悟性并减少他们提前中止治疗的可能性。当事人可能要花好几年的时间，在多次重蹈覆辙之后，才会获得应有的见识和成熟度，从而经受住这类情感风暴。

企图赶走来访者

咨询师幻想或者设法"赶走"求助者的情况并不少见。这种冲动表现为咨询师遗忘求助者生活当中某些重要的具体情况，希望求助者打电话来取消咨询，或者幻想把求助者转介给别的咨询师。这类情况出现之后，就有必要考虑是否真的将求助者转介。也许是因为，你学到的技能不包括处理这位求助者的问题，你对他（或她）产生了强烈的逆移情，或者你发现双方的个性有冲突。

对求助者产生了强烈的逆移情，就有理由转介。有些求助者会让我们想起自己生活中某些有问题的人物，还有些求助者的症状会引起我们内心强烈的情绪反应。如果治疗顺利并且有正确的督导，我们常常能够把逆移情转变为自己的成长，并且让求助者取得积极的治疗效果。在相反的条件下，如果发生强烈的逆移情，特别是发生在治疗之初的时候，明智的决定也许就是转介。

在没发生逆移情的情况下，也有很多理由需要转介。例如：

● 你的技能水平还不足以处理求助者的心理困境。

● 求助者的症状最好由某一种疗法的专家来治疗（例如精通恐惧症或者创伤后应激障碍的认知行为咨询师）

● 来访者与你之间存在利益冲突或者双重关系（例如发现来访者的配偶是你丈夫的上司）。

● 你和督导真的认为你帮不了这位求助者。

对治疗犹豫不定或者心存畏惧的求助者可能会让你赶走他们。他们害怕被你抛弃，就可能通过逼你动手来获得对事态的控制。求助者可能爽约，来得太早或太迟，出现支付问题，醉醺醺地来咨询，或者连续几次都对咨询不投入。通过这样那样的各种方式，求助者试图促成你抛弃他们，而这种抛弃正是他们所害怕的。由他们自己来造成这种抛弃，可以让他们获得一丝控制感，否则他们就会觉得事情不但让人痛苦而且完全失控。

好斗的当事人朝你大喊大叫，挑剔的当事人对你冷嘲热讽，也似乎是在乞求中止治疗或者被转介。他们之所以攻击你，还可能是因为他们担心受到你的攻击。当事人可能无意识地采取这种策略，认为进攻就是最好的防卫。可惜对这类求助者当中的很多人而言，他们的担心总会得到应验，这会让他们一次又一次地陷入孤独。从更深层次讲，他们的言行是想让你感受到他们担心被抛弃。

求助者对你的态度很差，似乎借此请求你中断对他（她）的治疗，你就要寻找原因了。既然来治疗，为何却吵架？求助者吵架有何意义？这是一种沟通方式吗？难道这是他们与你接触的唯一方式？这并非没有道理：有些当事人在成长过程中一直被忽视、被误解或者被虐待，结果就造成了他们这种表现。愤怒成了他们在生活当中与人联系的唯一纽带。

当事人的愤怒常常反映出：他们真的需要仰仗你，同时担心你会让他们失望。他们让你产生的情绪——你愤愤不平，想甩手不干——正是求助者需要你承受得住的情绪。这是在考验你是否专心，是否成熟，是否有空。你不但要忍受这种情绪，还要认识到他们的愤怒是在渴求爱、信任和交流；此后，他们的愤怒就会转化为爱、信任和交流。

议价与收费

我在大学里的一个朋友经常说："钱非钱。"当初我觉得这句话只是为了押韵而押韵，只是为了说着好玩。结果我发现他说得对：钱确实不只是钱。我们的生存离不开钱，但我们不能表现得很看重钱。我们尽量不要谈钱，也不要炫耀自己的财富和成功。我们不把自己的收入告诉别人，也不说出自己的某些东西值多少钱，否则会被认为不恰当。对金钱的争议可以破坏婚姻、伤害友情，还可能会引发战争。因此在心理咨询中，这通常是个难题。

很多求助者在潜意识中希望你对他们的治疗是免费的。在别人的手中受折磨，自己还要掏钱，这种治疗看起来很不公平。对某些求助者而言，为治疗付费其实是在他们的伤口上撒盐。我不止一次听到求助者说："是我父母把我弄成这样子，让他们来付钱吧！"在很多家庭中，钱和爱是交织在一起的。

在有的家庭中，父母一方或双方太忙了，没有时间陪小孩，就用金钱和礼物取代对孩子的关注。在这种家庭中，钱和爱就更加掺和在一起了。在这种家庭中长大的人，把金钱当作关心爱护、个人价值和人格尊严的重要标志。他们不想为咨询付费，以此来操控咨询师向他们提供他们所缺少的关心和爱护。

咨询师常常对收费感到无所适从，这与求助者付费时的感受相同。我们成长的家庭也可能存在金钱方面的冲突，或者存在与金钱财物、关心爱护、自我价值有关的其他问题。我已经听到很多学员说："我做心理咨询师是为了帮助别人，收费让我感到尴尬。"如果我们尚不能肯定自己的价值,收费就成了一个更大的挑战。

我独自开业之初,有个求助者支付咨询费总显得很困难,我也很难开口提起他拖欠的费用。有时,他会连续几个月不付钱;他向我保证,手头紧的情况很快就会好转。他并不要求咨询费的优惠;他说我是个很棒的咨询师,应该得到相应的报酬。他也不想去别的灵活收费的地方,因为他"不乐意去"。我不好意思说起费用的话题,而且听了他的溢美之辞后感到飘飘然,任由他把欠账积累到几千美元。他停止咨询之后又过了几年,我收到一张通知,说他已宣布破产,法律已经把他的欠账一笔勾销。

有了多年的经验之后再回顾此事,我可以清楚地看到我对他的咨询有多失败——我竟然不同他讨论钱的问题!他的大额欠账,他为自己描绘的锦绣前程,还有他对我的溢美之辞,都表现出他的自恋性防御方式。他用幻想作诱饵,让我上钩。如果事情可以重来,我在一开始就要把咨询费的问题说清楚;我要谈到他受伤的自尊,还要谈到他需要怎样现实地看待咨询费用。

当时如果对费用进行讨论,就可以窥探到他为之挣扎的深层问题。可是,我缺乏经验,又感到难为情,就改变了我们之间咨询关系的性质,这对求助者并没有什么好处。具有讽刺意味的是,我对他的咨询也只值他支付过的那么点钱。经过多年历练以后,我不再那么畏惧谈论钱的问题;我已经能够坦然定价,还能在咨询结束时提醒当事人在离开之前付费。如果当事人说他们付不起费用,我会提议他们把报税单带来,好深入讨论理财方面的问题。当事人一听这话会有点惊讶,然后就常常把他们经济状况的细节告诉我。把这样一个禁忌的话题说开了,反而让人轻松一些。

还有个办法，就是制订一个规章制度，允许自己能够接受多久的赊欠，这可以帮助你及时提出收费的问题。也许可以把拖欠一个月作为限度；过了这个限度，你要么继续让来访者拖欠，要么中断对他们的治疗。当然，情况千差万别，你不可能因为求助者经济拮据就不管他们。上述限度主要用于那些让你觉得是因为阻抗而不付费的人，这些阻抗必须认真面对才能让治疗取得成功。

阐释

成功的咨询就像应急保险电路，需要在支持求助者和挑战求助者之间取得持续的平衡。我们用一只手扶着求助者，给他们鼓励，帮他们使劲；用另一只手拿着剑，对他们的防御机制展开短兵相接。阐释（interpretation）的应用是我们最有价值的"短兵相接"技术之一。

在一般的对话中，当我们听到别人说话半真半假，或者听到别人用错误的信条来愚弄他们自己，我们可以一笑置之，说些套话，然后转移到下一个话题。但是，就像沉默一样，阐释打破了社交常规。"你这样说话，是因为你不能面对事实，"此言一出，肯定会让对方不再同你交谈下去。绝大部分聊天能够聊下去，是因为大家心照不宣地遵从互不揭短的规则。

阐释其实就是揭短。阐释这种心理技术试图让无意识的心理活动进入意识层面，做法就是质问当事人的信条，指出当事人的阻抗和防卫，并且向当事人的意识层面中添加新的、挑战性的信息。当事人往往难以认同你的阐释，所以"剂量"和时机的把握很重要。作出阐释的时候可以考虑下面这些策略：

● 不要一开始就作阐释,而要耐心地考虑再三,并且要认真倾听对方的话,从中搜集依据。

● 尝试在阐释中融入当事人自己的话语、想象和比喻。

● 你的阐释可能遭到反驳,你对此要有思想准备。

● 阐释遭到反驳之后,不要再强加于人。

● 如果你的阐释不被接受,就把它抛在脑后,等以后再说

● 如果你的理解是对的,那么很快就会有别的机会,以别的方式再次把你的阐释提出来。

● 别忘了,你也可能犯错误。

　　当某个阐释切中要害,要考虑到当事人需要一定的时间来吸纳它。精准的阐释有可能打破当事人的心理稳态;特别是那些不被当事人用防御机制躲避的阐释,肯定会引起情绪的释放。当阐释使当事人意识到自己的心理防卫,这种心理防卫就被削弱,它所压抑的情感也就被释放出来。所以,当阐释达到一针见血,你可以看到当事人的面部表情发生变化——他们可能会泄气、忧伤或者流泪。出现这种情况之后,你要少说话,只表现出支持他们的姿态。这样的时刻非常关键,决定着你能否维护鞭策与抚慰的平衡——这种平衡至关重要。

　　斯坦来咨询的原因是他担心与子女的关系。他那长大成人的儿子和女儿都不愿同他说话,而他却不知道究竟是为什么。他只知道:子女说,他让他们感到自己很糟糕,他们不想再让他用指责和抱怨来“污染”他们的生活。“你想想看!”斯坦不停地嚷嚷,“是我生养了他们,供他们上大学,现在他们竟然嫌弃我!”在咨询的头两个月,他总是重复这些抱怨,很少让我打断他。

　　快到第三个月的时候,斯坦走进咨询室的开场白就是挖苦我挣钱的

方式。他说："你坐在那里一动不动，都是我在说话，然后我还要付你钱。你可真会做生意。"我的本能反应是想告诉他，他没有给我插嘴的机会；但我马上意识到，这说明他已经发生移情。他现在与我交谈的方式，可能就是以前对待孩子的方式。我证明自己价值的机会来了。"很高兴你这样说，斯坦，"我回答，"关于老婆孩子的情况，你已经谈了很多了。能不能说说你小时候的情况，包括你同父母的关系？"

斯坦在曼哈顿南部长大，兄弟姐妹一共五个，父母亲都在服装业谋生。生计艰难，父母把大部分时间都用来照料小本生意。不幸的是，父母经常把自己在生意场上的角色带回家，像对待竞争对手一样对待自己的小孩。斯坦磨炼了出来，把自己的生意做得很成功，也延续了家庭中的交流传统，那就是同别人针锋相对并且攻击别人的弱点。在咨询中，他终于回忆起自己多么渴望父母的温情，尽管父母多次羞辱他（例如当他在体育比赛中落败或者在考试中得了"良好"而不是"优秀"）。他还对我说，自己和兄弟在长大后都遇到了人际交往方面的困难，还经常焦虑、抑郁，并且滥用成瘾物质。

为了检验他承受阐释的能力，我向他指出：在本次咨询之初，他挖苦我凭什么收费，他对我说话的这种方式可能正是以前父母对他说话的方式。他露出一丝苦笑，说到："不好意思。"我继续试探性地问：他对我的这种态度是不是也偶尔用来对待他自己的孩子；这也许就是他父母对待他的方式。从斯坦的表情可以看出，他正在把自己的童年和孩子对他的感受联系起来。他意识到自己把童年的痛苦复制到了孩子身上，这对他造成了很大的打击。他的眼睛凝视着地板，眼眶中充满了泪水。不宜继续阐释了，此时我要尽量抚慰他。

我们后来谈到：尽管用意是好的，但是父母经常把自己童年的痛苦传递到自己孩子身上。我安慰他说，只要我们一起努力，就可以改变他的某些行为，并且在一定程度上修复他与儿子和孙子的关系。可见，在这么短的时间里，我已经把姿态从针砭转换成同情和支持。如果我当初用自卫的方式对待斯坦的质问，他就会认为我是个不配当心理医生的器量狭小之人。理解他的移情并加以解释之后，我就可以让他把自己的经历与孩子们的情绪联系起来。这就可能让斯坦在接触他所关心的人时，采取一种体贴的态度，而不是挑剔的态度。

　　遭受攻击的时候，人们一般先想到保护自己。咨询师的过人之处在于吸收当事人移情所产生的攻击，不针锋相对，而是把其中的情绪过程阐释清楚。关心和耐心永远胜过强硬和攻击。你对自己也要有耐心，才能逐渐提高阐释的技巧。说起来容易做起来难，阐释的处理是极为复杂而微妙的，需要多加练习才能掌握。

第九课
暴风眼——对咨询师的挑战

如果你正在穿越地狱,就继续穿越!

——温斯顿·邱吉尔

在一片混乱迷茫当中,有一个如同暴风眼一样平静的地方。你能成为求助者那情感风暴当中的暴风眼,靠的就是你自身的平静和清醒。保持冷静是很困难的,面对别人的情绪风暴还能保持冷静更是一种艰巨的挑战。正如修佛者常说:山巅易开悟,市井易痴迷。

我在前面几章谈到过,要想保持冷静,会遇到哪些挑战。下面我要谈到咨询师所要具备的另一种重要的心理素质——它被我称为心灵穿梭(shuttling)。在你的不同体验之间转移注意力,从而不间断地探究求助者和你自己,这就是心灵穿梭。也就是说,你的意识在你体内活动,还要跑到求助者身上,再回到你身上。在你自己身上,要监测自己的幻想、直觉还有身体状态,既要注意自己的想法,还要注意自己的情感,这种注意力的穿梭要贯穿整个咨询过程。我想说的是,上至头脑,下到身体,都要关照到。在咨询关系中,你的注意力要游走于自己的视角、求助者的视角以及他们的内心世界。这种穿梭也就是让心思在求助者和你自己之间来回游走。

把心灵穿梭看作一种广泛的探索过程,让意识中的觉察力通达你的全身,并且关注到求助者身上,在整个过程中都对可能有价值的信息保持警觉。这些信息有多种形式:头脑中的想法,视觉的形象,身体的感觉,还有情绪或记忆。你所注意到的一切,都可以成为仔细考虑的对象。至关重要的是,要以开放的心态来探究,而不要拘泥于自以为是的发现。有时候,你的发现具有某种意义,而在另一些时候则不然。

前不久,我坐在一个年轻人旁边,倾听他的一帆风顺。他叫杰克,职位方面步步高升,感情方面一直走桃花运,健康方面也达到了自己长期盼望的目标。我听他讲这些话的时候,为他的幸运而微笑,同时我却发现自己想为他哭泣。一开始,我还以为自己的反应是看不惯他的显摆,后来我发现自己流露的情感源于真切的悲伤。

在杰克说话的过程中,我一直有上述感受,所以我决定把这种感受告诉他。我说:“我知道你告诉我的这些事情都让人欢欣鼓舞,我也为你感到高兴。但我想说的是,我听你说这些事情的时候,我心里却感到悲伤。不知道这是我自己的情绪,还是反映了你的情绪。我想同你交流一下,看看你的想法。”我这么一讲,他就不再说话了,我发现他的眼中有了泪花。过一会,他说自己的内心其实感到空虚和忧伤;而且他突然明白,他关注自己的那些成就,其实是想转移自己的注意力。这样,通过说出我自己身体所体验到的感受,我帮杰克感受到了他自己的情绪,并且帮他认识到了他逃避这种情绪的做法。这成了一个从自我防卫到敞开心扉的转折点,他开始同我说起他的情感纠葛。

心灵穿梭是必要的,因为我们对自己和他人的感受存在两大问题:首先,感觉、情绪和躯体状态可以脱离我们意识的觉察;其次,我们可以通过很多无意识的方式对彼此造成影响。因为这两种情况,我们很难即刻了解那些密切的关系中有哪些动态变化。心理咨询要想取得成功,就要求我们不但用头脑去思考,还要用心去体会;既要注意到自己的情绪变化,还要注意到自己的身体变化;既要有理智,还要有直觉。这些方面都可以提供重要的信息。

　　心灵穿梭就像其他的一切探索行为一样，一有焦虑就会停止下来。试想一只动物遇到了捕食者，它的第一反应就是一动不动，然后评估自己遇到了何种危险，最后决定与之相搏还是逃之夭夭。当咨询受到了情绪的冲击，咨询师就有可能丧失穿梭的能力，因为这种穿梭要求我们的心理状态是专注的、平静的、灵活的。

在自己与当事人之间穿梭

　　人们热衷于谈论小道消息、个人经历和名人轶事，反映了我们对社会信息的兴趣。灵长类动物的大脑具备精良的神经网络，可以解读同类的身体语言、面部表情和目光接触，从而理解其他个体的意图。对别人的判断能力已经得到长期的进化，形成了复杂的神经结构；对自我的觉知（self-awareness）却还没得到这么久的进化。这可以解释我们倾向于通过对别人的体验来认识自己，还可以解释我们有时分不清彼此的界限。

　　有很多次在向当事人作阐释的时候，这种阐释让我自己也领悟到巨大的意义，就如同我向当事人投了一个球，这个球却像回飞棒一样飞了回来。发生这种情况的时候，我不禁自问："我在思索的对象是谁？是求助者还是我自己？我看到的是他，还是我自己的影子？"对此，我可能永远也搞不清楚。受限于大脑处理信息的方式，我们永远也不能通过自己的内心世界来彻底了解别人。我们所了解的每一个人只不过是对我们自己某一部分的反映。

　　大量的这种投射涉及我们对别人的感受，无怪乎我们可能在无意识中利用对求助者所做的工作来解决我们自身的问题。当这种阐释像回飞棒一样发生作用时，你需要注意自己生活中与求助者的困扰有关的问题。随着你对自己的领悟不断增加，再回到求助者身上重新评价你对他们的看法。这一往复的过程很有必要，可以纠正我们以己度人的天性。

共情（empathy）常常被混淆成同情、同感或者情感的共鸣。它们都是亲密关系中重要的方面，共情却有特别之处。共情是对当事人内心状态的一种假设或推测。它是一种观察别人的方法，有赖于你的人际交往敏感度和人际交往技能，还融合了你判断自己情感的能力。运用你的情感和想象，你尽量深入别人的感受；然后借助你的学识，有意识地思考你自己的感受。

我曾经督导过一个名叫迈克尔的研究生，他的母亲患有精神分裂症。他向我描述过当时的日子是怎么过的：每天在父亲上班之后，母亲就会把他的玩具捡起来放进她自己的房间，然后把他关在房门外面。迈克尔要一个人过一整天，而母亲把她自己锁在卧室里。在父亲回家之前，母亲会从卧室出来，并把迈克尔的玩具放回原位。为了假装母子二人在一起度过了一天，母亲会告诉迈克尔的父亲：她和儿子开心地玩了哪些游戏，做了哪些事情。这样，迈克尔在充满畏惧的孤独中度过白天，晚上还要陷入不知所措的沉默。他曾试图把真相告诉父亲，但是父亲不相信。当他把早年的这种生活告诉我，我能想象出他的痛苦、畏惧和迷茫。当时如果我在场，我会冲进他母亲的房间，把那些玩具拿出来；我还设想在那个房间安装摄像机和录音机，从而向他父亲提供证据。

进入他的感受之后，我容易感到痛苦和恼怒；我把这个情况同迈克尔说了一下。我用摄像机和录音机来戳穿他母亲谎言的办法，让他莞尔一笑继而潸然泪下。他没想到我会对他母亲的所作所为感到恼火；之前,他只意识到自己对母亲既怜悯又畏惧,还很忠心。我对他那些经历的情感反应和生理反应,使我得出这样一种假设:他对母亲的情感可能还有愤怒的成分,只不过他以前不允许自己感受到这种情绪。

迈克尔很快意识到,当年他面对母亲那些过分的行为时多么无助。他还明白,自己在当时从未发火,是因为自己非常害怕母亲对任何事情的过激反应,只好逆来顺受。他与我交流了这些感受,并且让我走进他的内心世界,让我们有了结成治疗同盟的基础。到第 12 课,我还会谈到迈克尔,谈到他的童年经历对他的心理咨询工作有何影响。

在头脑与身体之间穿梭

人是复杂的社会动物,彼此之间在意识层面以下也能采用微妙的方法收发信息。我们把这种沟通体验称为"气氛"、"直觉"或者"第六感"。这种沟通不易直接达成,却可以影响我们的情绪、感觉、想法、梦境和幻想。向下穿梭(shuttling down),也就是让心思穿梭到我们身体的各种反应,使我们可以进入自己的内心世界,并把自己的内心世界作为了解求助者的信息源。

向下穿梭,要求我们把注意力从思维方面转移到情绪和生理状态。我这样做的时候,会关注自己的胸和胃,试图辨别自己有无紧张、畏惧、渴望、忧伤或者空虚的感受。向上穿梭(shuttling up),也就是让心思转移到意识层面的理性自我,可以让你思考自己与求助者之间产生了哪些互动,并且提醒自己进行案例概括、拟定治疗计划,还可以让你决定怎样看待自己躯体层面的感受。

不论向下穿梭还是向上穿梭,都是你在倾听求助者时应该持续操作

的过程。下面这些情况,提醒你在此时应当"穿梭"了:

向下穿梭:

- 你已有好几分钟没有这样做了

- 你觉得难以建立与求助者或者你自己的情感联系

- 对于求助者所说的话,你不断感到迷茫、困惑

- 你发现自己心不在焉

- 你觉得求助者此时的情绪是他或她难以用语言表达的

- 你的阐释遭到反驳

向上穿梭:

- 已有几分钟没有这样做了

- 你感到焦虑、茫然或者困惑

- 你感到害怕或者畏惧

- 遇到你需要进行危机干预的紧急情况

- 你发现自己的内心浮现出幻想、回忆或者某种情感

　　几年前,我给学生们上了一堂角色扮演的课,让一个四十多岁的男士扮演求助者,我扮演咨询师,以示范某些治疗技术。我和他交谈时,发现自己弄不清他言语中的逻辑。他的那些句子并无语法错误,但是他那一番话却没有连贯性,让我不知所云。我检视了自己,没有找到逆移情的明显迹象,于是向下穿梭,看看我的身体有何反应。当我想象自己的意识转移到我的胸和胃,我感到被压迫得几乎窒息。我的呼吸很困难,整个身体好像被冻僵了。这时我觉得自己就像一只破旧的木桶,全靠铁箍箍着才没散架。尽管这些铁箍限制了我,但若没有它们,我就会变得支离破碎。

　　"求助者"的讲述仍在继续,我把心思向上穿梭到我的头脑,思考我

的身体让我产生的想象究竟有何意义。在"求助者"讲话的间隙,我得到他的允许,把刚才的想象告诉了大家。他听着听着,慢慢地哭了起来。当啜泣终于停止,他告诉我们一个情况:他的未婚妻在一个月前死于一次飞机失事。他说:参加完葬礼后,他一直就像在一团迷雾中行走,几乎要崩溃。他表现得很活跃,尽量多参加社交活动,不过是为了逃避未婚妻已经死亡这一现实。这时,我明白了他当初讲的那些话为什么表达不出一个意思,那是因为他当时讲话的目的不是为了交流,而是为了避免我们注意到他的痛苦。这个世界对他而言如此残酷而且没有了意义,他不想为世事花太多心思。我怀疑他需要我把他的情感表达出来,他才能着手处理这些情感。事实证明我是对的:他后来告诉我,我们当时在课堂上所做的事情,让他开始处理自己的哀伤。

在与此类似的很多场合,通过向下穿梭从而察觉到某些情感和意象(image),我都能获得领悟。但我仍不敢确定这些情感和意象与求助者有关,抑或只是反映了我自己的问题。哪怕在前面这个例子中,我觉得自己就像一只被箍牢的桶,也可以被解释成我自己的情绪反应——我觉得自己被别人的言语所围困。所以我把自己的这些意象告诉求助者之后,只是把它们作为我想象的产物,任由求助者接受或者拒绝、修正、忽视。有的求助者听了我的说法之后只是转转眼珠子,没有其他反应;有的求助者却马上接续了我的话题。你的感受若对治疗的进展没有帮助,就不要固着于此,而要顺其自然,这是很重要的。

了解分神、厌烦与疲惫的含义

在咨询过程中,我们的心思很容易离开求助者。有时候,我发现自己在考虑买车的事情,或者考虑午饭煮什么吃。还有些时候,我的心思漂移到别的人和地点,或者在头脑中任意浮现出一些记忆。这些心思可能没有任何意义,但也可能表示我出现了逆移情。我的脚发痛,我感到疲倦,感到压力很大,或者因为咨询以外的事情而分心——这些胡乱出现的心思也可能是在透露求助者或者咨询关系中的某些重要信息。

还有些时候,我发现自己对咨询当中的一切事情都不太关心。看来,当我不想负责任地对待某次咨询,我就消极应付,"离开"了此时此地,任由求助者把我们之间的交流引向何方。任由求助者的话语让我和他(她)之间产生情感上的距离,那我就是同求助者的防御机制沆瀣一气。

当你在某次咨询中感到分心、厌倦或者疲惫,就要进行心灵穿梭,以查看自己有无逆移情的表现。首先要检查自己的头脑中有无咨询之外的原因导致你产生这样的感受。其次,向下穿梭到自己的身体,查看你是否感到愤怒、痛苦、失望或者受挫。如果你发觉自己感到愤怒、痛苦,就思索求助者是否做了某些事情才引发你的这些情绪。"我感到很烦,是不是因为她取消了上两次咨询,或者因为她驳斥了我最近作出的阐释?""我对求助者变得心不在焉,难道是我不想管他了? 或者是我在惩罚他对我造成的不快?"

有些求助者能够把我们的情感与他们隔离开,就像他们把自己的情感与自己的问题隔离开。他们要么絮叨太多的细节让你听得神志麻木,要么在交谈中不带有任何情感。我们的反应可能会成为求助者防御机制的帮凶,让求助者一直脱离他们的情感,同时也让我们脱离自己的情感。我发现,只要我在咨询中感到疲惫,马上就会发现求助者隐藏了自己的情感。我如果能够打起精神激活求助者的情绪,马上就能让自己变得清醒、机警和专注。

　　求助者也能在无意识中诱使我们同他们的内心世界发生情感上的共鸣。这种无意识的联系其实很密切，具有强大的能量，可以深刻影响到我们的记忆、取向和临床判断。求助者引诱我们进入他们的情感风暴时，他们对我们产生的影响也可以为治疗进展提供关键信息。我们既要投入进他们的情感以获取复杂的、重要的讯息，又要保持足够的距离和客观性，这是我们作为咨询师所要掌握的灵巧的平衡。

把自己绑在桅杆上

　　尤利西斯①经过女妖岛的时候，把自己绑在他那艘船的桅杆上，你还记得这个故事吗？有人告诉过他：女妖的呼唤充满了诱惑，没有人能够抗拒；他将会听从呼唤把自己的船开到礁石丛中，在那里撞毁。"把自己绑在桅杆上"（tied to the mast）已经成了一个成语，用来比喻人们在抵抗难以抗拒的诱惑时所要仰仗的帮助。在心理咨询中，我们所依靠的是洞察力、自控力和专业训练——这就是我们用来把自己绑在桅杆上的绳子，这样才能抵御求助者的无意识召唤。

　　前来咨询的求助者身上，具有根深蒂固的人际关系模式，会诱使你在他们的剧本中扮演重要的角色。如果他是一个受害者，他就会做一些事情似乎故意让你打骂他；如果他是一个习惯依赖的人，他就会由你来作主。如果求助者在过去一直遭受拒绝并影响到他的自我认同感，他就会做一些事情让你排斥他。这些不断重复出现的人际动力学特点既可

---

① 　尤利西斯(Ulysses)：希腊神话中英雄人物奥德修斯(Odyssus)的拉丁文名。——译者注

以被称作依恋模式,也可以被称作强迫性的重复或者内隐记忆,就看你
用哪种角度的理论来分析。

　　你作为咨询师,所面临的挑战就是:既要通过理解、共鸣和共情来深
入求助者的内心,又要避免陷入他们设定的故事情节。你阅读、理解并
且阐释他们所演绎的剧本,但不要配合他们的演出。求助者所演绎的剧
本越能引起你的共鸣(或者你对自己无意识的心理活动越缺乏洞察力),
你就越容易参与其中并且相互配合着把你们共同的童年经历重新演绎
出来。

　　对以往关系的重现可以被理解为一种阻抗,这种阻抗是为了避免求
助者进入一种新关系所带来的风险。人的大脑认为,既然它能耐受以往
的那种人际关系(不论这种关系让人多么痛苦),那么不妨重复这种关
系。这种原始的生存之道扎根于我们的头脑之中,让我们宁可选择自己
熟悉的痛苦,而不愿选择另一种风险。

言语的引诱

　　有时候,求助者被人生的困境所压倒,他们掉进了与世隔绝的深渊,
变得一言不发。要想了解这样的求助者,我们就需要爬进那个深渊,与
他们站在一起,才能帮助他们表露心声。然而更常见的情况是,求助者
给我们呈现一条言语的激流,他们讲述一件又一件的往事,夹杂着对自
己和家人的想象、解释和推理。这样的求助者会解释他们对自己的看
法,指出哪里出了问题,谁该对他们的不幸负责。他们所讲的故事存在
着前后矛盾、信息错乱、歪曲事实的情况,还包含着显然的谎言。求助者
执著于这些故事,而且,他们对自己的看法在很大程度上是由这些故事

创造并维系的。

咨询新手常犯的错误是,误以为求助者那些密集炮火般的话语说明了他们多愁善感而又愿意敞开心扉。求助者说起话来,可以避免难堪的沉默,会让我们感到轻松,也会让我们忘记考虑到求助者的言谈可能体现了一种防御机制。在刚开始做咨询师的时候,你很难知道,求助者的滔滔不绝究竟是真的想让你了解他(她),抑或只是释放烟雾弹来让你看不清真相。对了解求助者而言,表面上的深入只会深入到表面上。

出于良好的意愿,新手咨询师会关注求助者所说的每一个字。我们会尽力跟随他们的逻辑,理解他们的故事。求助者说话如同连珠炮的时候,我会觉得自己就像在躲避一匹在咨询室里乱窜的野马。在这种情况下要想与他们进行交谈,那就像抓住这匹野马的鬃毛,被它驮着横冲直撞。既要保持清醒、引导咨询,又要拼命理解他们的话语,这几乎是不可能的。

有些人在小时候就发现,用逻辑来思考并且把世界看清楚是件危险的事情。这种情况尤其表现在那些成长过程中遭受虐待、漠视或者染上毒瘾的人身上。他们注意力容易转移,话题很多,免得自己看清现实。这种自我防御的策略使他们的精神迷糊而散乱。这种状态是他们在咨询中显得激动的原因之一。这时候,你思想"开小差",或者感到困惑、麻木,也变成了了解求助者的线索。你的这种感受,可能就是他们的感受,或者是他们需要你变得麻木和困惑——这样会让他们感到安全。

当你不论多么努力,仍然不能明白求助者在说些什么,这就提示你已经遇到了那匹"言语的野马"。本来,你的智力没有问题,也没有因为求助者所说的话而产生逆移情,那么你应该能够听懂他们的逻辑。作为咨询师,你必须有足够的信息这样想:"既然我都弄不明白他想说什么,那么他所说的话很可能隐藏了其他信息。"

　　当你遇到这种情况,就把你的困惑作为了解求助者防御机制的线索,试一试下面这些办法:

- 请当事人重复他们刚才说过的话。
- 请当事人帮你理解他们所说的话。
- 把心思向身体穿梭,查看你自己有什么感受。
- 自己想一想:当事人想隐瞒的可能是什么。
- 检查自己有无逆移情。
- 请教督导。

　　我多次告诉求助者或者学生:"我不明白你的思路。"他们的回答常常是:"你不是第一个这样说的人。"只有在我们充满温情的时候,他们才会检查自己的思路,探讨自己的理由,从而监测并组织自己的思维。

少聊多说

　　滔滔不绝的言语可能是一种躁动的防御方式,可以让我们不再注意那些引起痛苦或者焦虑的情感。我们可以用自己的言语来逃避那些让自己不舒服的现实;这就像小孩子听到父母叫他上床睡觉的时候,把自己的耳朵捂住,嘴里发出哼哼的声音。当求助者躲藏在连珠炮似的话语之后,你需要帮助他们少聊多说(talk less and say more)。首先,我们不能采用与他们相同的防卫机制,以免咨询变成"漫谈"。我们要向求助者传达三方面的信息:这种防卫心理对他们曾经很重要,现在则对他们造成了伤害,它已经没有存在的必要。

如果你能处理好沉默以及随之产生的情感,就有好几种办法可以帮助当事人探讨他们话语背后的问题。不妨试试下面这些办法:

● 从第一次咨询开始,就要在对话出现停顿的时候保持轻松的心态,使自己适应沉默。

● 询问他们在沉默的时候出现哪些感受、幻想和记忆。

● 在求助者的原生家庭中,说话与不说话分别起什么作用? 对这一问题进行讨论。

● 请求助者安静地坐下来,把每一种情感(悲伤、疯狂、沮丧、高兴等等)分别描述 10 秒钟左右。这会帮助当事人停止连珠炮似的讲述,转而表达基本的情感。

● 阐释求助者那些言谈可能隐藏的防卫心理。可以这样讲:"有时候,说话可以使我们不再难受";"长篇大论有时候可能掩盖简单的事实,你想想自己有没有这种情况"。

阐释沉默的意义有助于加深咨询中的互动。当言谈成了一种防卫,如果你再关注言谈的内容,就会促使求助者在无意识中更加逃避内心的情感和重要的问题。毕竟,心理治疗的导向重在弄清心理活动的过程而非内容。注重过程意味着询问并探讨求助者言谈背后有哪些情感意义。与心理活动内容的阐释相比,心理活动过程的阐释要难得多,但是对深化咨询关系、促进治疗进展更有帮助。

对心理过程进行阐释,你指出了当事人的短板,并且有可能"剥离"他们的防卫。这可能让求助者感到悲伤、焦虑甚至愤怒。这就需要你的成熟度和对自我的认识发挥作用。如果你不准备进行阐释以免求助者对你生气,你就有可能被诱骗着骑上那匹言语的烈马,任其驰骋。若不能控制住这匹由言语的内容所构成的烈马,求助者就难以出现积极的改变。心理咨询就会纠缠于求助者的言语，而不去处理那些导致困境的情感问题、防卫机制和应对策略。

你当然会发现，有时候倾听求助者讲的那些话也是必要的——这是一种策略，可以让求助者感到舒服些。这种明智的做法常用于开头几次咨询当中，或者用于求助者生活当中遭遇重大变故的时候，或者用于某次艰难的咨询工作之后。这样做也有风险，就是可能让求助者以为心理咨询只是处理他们讲了哪些话。要对这种可能性保持警觉，并且一如既往地考虑如何在质问与支持之间取得平衡，在鞭策与爱护之间取得平衡。

注意梦境

在咨询室之外还有一种心灵穿梭，就是注意我们的梦境，看看这些梦反映了我们和求助者的什么问题。弗洛伊德把梦称为"通往潜意识的康庄大道"，认为防卫心理在睡眠中会松懈，让我们得以获得那些通常被隐藏的体验。梦境还可以让我们意识到逆移情的问题，并让我们理解求助者在交流中传递的微妙信息。

梦境已经有多次帮助我治疗求助者。例如，我曾梦到在早晨醒来时，发现身边还躺着一个人，而我不知道那个人是谁。过了一会儿，我发现她是我已经治疗了两年多的一个患者。她看了看我，说了声早上好，然后转过身去继续睡觉。尽管我对她躺在身边感到挺自然，但总觉得有点不对劲。我知道同求助者上床是不对的，但我不知道这是怎么发生的，一丁点都想不起来。我越琢磨自己在什么地方，越感到紧张。随着焦虑的增加，我很快惊醒，然后发现这只是个梦。

释然之后，我感到好奇。这个梦有什么含义呢？难道我对这位患者有了浪漫的情愫？我怎么都找不到自己对她有这样的情感、想法或者幻想。下一步就是考虑，这个梦是否表露了我从求助者那里接收到的讯息。虽然她是个单身女人，年纪同我相仿，但我从未觉得她对我表达过任何爱慕。真的是这样吗？我有没有遗漏什么信息？先不把这个梦告诉她，我决定检查一下她对我的感情。

在随后的一次咨询中，我鼓励她对我们之间的关系进行广泛讨论。我请她详尽告诉我，她对我这个人（而且是个男人）有哪些想法、情感或者幻想。果然，我们很快就谈到她对我的爱慕，以及她未向我透露的对父亲的情感，还有她在性取向方面的问题。这些交流为咨询提供了新的方向，将咨询推进了一步。

这是一个好例子，说明了梦可以用来为治疗的进展提供信息。在这个例子中，我的逆移情主要表现在，我没有及时觉察她对我的感情。在儿童和青少年时期，我很胖，对自己的外表很不自信。我变得不再注意别人对我的反应，因为我发现这些反应大多是负面的。这种早期养成的防卫策略一直存在，以致于当别人被我吸引时，我倾向于忽略这种信号。这个例子中的当事人可能一直在给我某些讯号，但我将她的讯号加以排斥、曲解或者忽略。到后来接待求助者时，我就更努力检查咨询关系中的这一方面。我们每一个人在处理信息的时候，都有出现马赛克的情况。这种偏差源于我们的经历，是我们很多盲点中的一种。当我们的心灵穿梭经常卡在某一点时，就要考虑逆移情的问题。

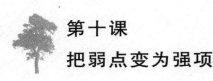

第十课
把弱点变为强项

> 真相,被谎言掩埋在角色、服装和
> 生活场景之下的真相,永不会被忘却。
> ——桑多·马芮[①]

对某方面最无知的人却坚持最顽固的观点,从不旅行的人却对其他国家抱有最坚定的观念,从未与其他种族打过交道的人在这方面却持有最强烈的偏见,很少表达感情的人谈起怎样处理情感问题却头头是道,你有没有注意到上述情况?

大脑的工作就是对事情的结果进行预测和控制,所以当我们面临模棱两可、一筹莫展的情况时,我们就会焦虑。无知所产生的焦虑,促使我们凭空捏造出某些确定性。这常见于脑损伤和精神病患者的虚构,在我们这样的所谓正常人当中却不容易被察觉。我们怎样才能避免人类的这一本能从而保持开放的心态?首先我们就要拓展自己的觉知,开放自己的心态,并且明白自己的感知容易带有偏见。

对我们不知道的情况,要了解很多东西才能得出评价。这也解释了为什么你必须对自己的督导尽可能开诚布公。我们是否相信自己的知识和判断,取决于它们是否匹配我们信任的人所传授给我们的知识和判断。督导需要你提供全部信息,他们才能把督导工作做好。

[①] 桑多·马芮(Sándor Márai,1900—1989):匈牙利作家,后移居意大利、美国。代表作有《余烬》(*Embers*)、《匈牙利回忆录》等。——译者注

立场与中立

对灵长类动物（例如我们人类）来说，数量上的优势可以带来安全感，所以我们出于本能（反射性地）会组成派别。我们组成团体、军队和宗教，还把自己的身份加以扩展，去支持某些球队、国家和意识形态。同样是这种本能，在心理咨询的背景中，常常引领我们与求助者结成同盟，去反对他们生活中的另一些人。结成这样的同盟确实会有好的一面，但也布下了陷阱。对立场的选择容易使我们的感知随着求助者的好恶而产生变化，而且会促成这样一种可能性，就是我们变得更像求助者而不像我们自己。

我们从求助者那里接收到的信息代表了他们对事情的解释，体现了他们的防备、偏见和曲解。我们对求助者的了解，可以受到他们的掌控，就看我们与故事中的这一方"勾结"到什么程度。哪怕他们非常诚实，他们告诉我们的事情也是带有偏见的。采纳他们的视角有多大好处，要看他们视角的准确程度。对你听到的事情不要妄下结论，要考虑到每个当事人的防卫心理和情绪模式，这样才能解读真正发生的事情。我发现一个好办法，就是可以让求助者把他们的亲友带来，这样我就可以从另外的角度看待求助者的优点、缺点、问题和前景。

除了因为上述同盟而造成的偏见之外，我们还容易因为逆移情而做不到中立。年轻的咨询师容易站在孩子的一边反对他们的父母，而年老的咨询师容易站在父母的一边。男性咨询师倾向于站在男性求助者一边反对他的妻子，特别是当咨询师自己的婚姻出现困难的时候。浪漫的或者性爱的逆移情会让咨询师嫉妒求助者已有的亲密关系，从而帮助求助者对抗她的伴侣,在潜意识中试图破坏她与伴侣的关系。在上面的每个例子中都容易看到,当咨询师的中立态度遭到破坏,治疗就可能受到损害。

　　话虽如此,在立场问题上如果你真要犯错误的话,也要选择与求助者结成同盟,而不要犯相反的错误。结盟与支持会迅速促进彼此之间形成强韧的纽带,当这种治疗性的联系得到巩固之后,会有时间来检验求助者的感知是否准确。在夫妇与家庭治疗中,立场问题的挑战更为突出,此时你既要保持中立的态度,同时又要与求助者建立同盟,而求助者之间正在发生冲突。在心理咨询中,你要注意自己有无偏袒某一方,并且检查这些偏见在逆移情方面的根源。对中立的破坏,特别是持续而突出的破坏,难免造成麻烦。

　　一位做妻子的女士前来咨询,说她的丈夫不讲道理;咨询师如果站在妻子的这一边,就容易弱化甚至忽略这位女士难以相处的人格特质。一位很权威的父亲前来咨询,可能会让咨询师感到畏惧,就像这位父亲让自己的家人感到畏惧那样。如果咨询师本来就是个胆小的人,在自己的家庭中也缺乏地位,那么她就容易认同这位父亲的想法。我们首先是一个人,其次才是咨询师;求助者的那些情感和需要,我们也都具有。注意我们对求助者的反应和偏见,能够为我们自己潜意识中的心理冲突提供情报。这些情报在一定程度上可以帮我们意识到,自己的偏见可能会影响到我们对求助者的治疗。

偏离现实(reality drift)

　　一种不断变化的心理紧张状态,游走于意识中的觉知与潜意识中情绪化的自己之间,产生了我们每时每刻的体验。尽管我们试图扎根于现实并牢记所受的训练,我们的心思却很自然地因早年经历而飘移。心理学教授告诉我们在咨询中要与当事人保持一定的界限,但是家人的训导却使我们破坏这种界限,那么我们就很有可能偏向最初在家里所受的那种"培训"。记住,我们生活在当前,同时也生活在过去,这是因为过去的经历已经改造了我们的大脑,从而进一步改造了我们的体验。

我督导过一个名叫基思的小伙子,他诉说自己在给人做治疗的过程中感到很焦虑,觉得自己有问题。督导的主要目的是帮助他更加坦率地同求助者交谈,并且让他大胆向求助者对质与阐释。基思把他的家庭情况告诉了我,帮助我了解他当前困境的背景。

他父亲是个地质学家,在石油行业工作,所以他们家在基思小的时候一直在中东四处搬迁。他说自己母亲的情绪很不稳定,时而发火,时而伤心。他父亲要付出很大的耐心、关切和努力才能抚慰他母亲。可惜基思没有他父亲那些能力。当父亲长期在外工作的时候,鸡毛蒜皮的事情也能让母亲大发雷霆,而基思无法平息她的怒气。

基思向我讲起一件事情,让我对他早年经历的肉体和精神双重折磨留下深刻印象。那是在他六岁左右的时候,他们一家居住的地方,中午气温经常达到 120 华氏度①。有一天,仅仅因为他轻微地触犯了母亲定下的规矩,母亲就勃然大怒。在她最恼火的时候,她把基思推出屋子外面,反锁了大门。

他捶打着那扇厚实的门,想让母亲允许自己进屋,却没有得到回应。他没有穿鞋,石头砌的走道烫得他哎哟直叫,但是母亲根本不管他。他在邻居的车子底下找到唯一一片荫凉,就趴下身子钻了进去。他在那里

---

① 接近 49 摄氏度。——译者注

呆了好几个小时,遭受着酷热的炙烤,几乎没法呼吸。直到最后,母亲才叫他回家。在他的童年,这类事情不断重复发生。

难怪基思难以同别人保持密切的关系。他非常害怕引发别人的愤怒;哪怕仅仅想一想同别人发生争执,都会让他的心中充满恐惧。成为咨询师之后,他发现自己总是迫使自己在说话时采取最中立的态度;即便是这样,他也要提防别人对他的话进行反击。只要一想到要质询求助者,或者要对求助者的情况作出阐释,他就会心跳加速。基思是个已经成年的咨询师;同时他还是个受过惊吓的孩子,似乎身边总有个情绪不稳的母亲。像基思一样,我们在自己日复一日的体验中,总是叠加着同时存在的多重现实。

对基思的督导和治疗取得了缓慢却稳固的进步。他逐步做到了在治疗别人的时候,抛开自己早年的伤痛记忆。他已经懂得,自己能够承受求助者的负面情绪。然而,在遇到压力的时候,他仍然能够清楚地感觉到自己在向过去那种可怕的状态转换。检查自己活在当下的程度,他就知道自己遭受压力的大小。

我对他的督导结束后又过了几年,基思对我说他好多了,已经能够把情绪放在当前,也有勇气说出让别人感到不高兴的话来。他还特地说到,这些新的人际技能确实给他与母亲的关系制造了困难。好在他不再那么害怕母亲的反应,也就更加坦率地同母亲交流自己的情感。基思发现,他想成为心理咨询师的潜意识动机之一就是去理解母亲的行为,这样他就可以变得像父亲一样去克服对别人的畏惧。

我们把自己的感受作为一种标准,以此来评判别人的想法、情感和行为,这是很好理解的。不让我们的感受来影响我们的工作,这是不可能的。我们服用了某种药物很有效,或者采用了某种方法来抚养孩

子,或者采用某种治疗对很多患者都很管用,那么我们肯定会偏向这些做法。因此,我们要经常迟疑一下,问问自己:

- 我为什么指导求助者这样做或者那样做？是遵照了哪种权威的看法？
- 我的这些知识是怎么得来的？
- 我的判断有什么根据？
- 我掌握了多少可靠的信息？
- 我忘记了要保持开放的心态吗？
- 我偏离了自己所受的训练吗？
- 我退避到自己早年的防卫方式中去了吗？
- 我这些见解真的适用于这位求助者吗？

求助者并非我们自己的另一个版本,他们是独立的个体,有着不同的想法、心态和经历。个人的偏见是不可能避免的,但我们必须不断试图察觉这些偏见,并且增进对求助者的了解。如果咨询师的开场白是"根据我的临床经验……",那我就要提防着他(她)了,因为我听到的相当于"下面是我以专业为包装的个人观点"。要知道,咨询师从临床经验得出的视角局限于他们自己的知识、技能和偏见。不要随便把自己的观点作为专业判断。

错误地觉得自己有把握,可以伪装成多种形式,例如可以表现为怜悯、烦躁、厌恶或者恼怒。傲慢、屈尊、厌烦或者漠视都可能反映出一种错误的确信,还表明你对发掘求助者内心世界的重要过程不感兴趣。

知道你对别人造成怎样的刺激

知道你对别人造成怎样的刺激,其实就像在说"注意人们对你的反应"。我们都体现着某种性别、种族、年龄、个性，还体现着一系列身体特征的独特组合。我们有自己的口音、语速、步态、穿着、信仰和态度。所有这一切特征都会让不同的求助者产生不同的反应。有些反应取决于整个社会的价值取向，有些反应取决于求助者的个性和经历，更多的反应则是这两者的混合。

有位求助者对我说，她之所以不能在前一位咨询师那里继续治疗，是因为那位咨询师在给她做治疗时变胖了好多。她认为那位咨询师也许不能为她提供好的治疗，因为那位咨询师完全无法控制自己的食欲冲动。咨询师体重的增加对这位求助者有刺激作用，因为这位求助者具有非常深刻的文化偏见和个人经历。原来，这位女士在年轻时好不容易才完成减肥，现在仍然害怕重新发胖。与那位咨询师呆在同一个房间里，让她非常害怕失去对自己的控制。

我们倾向于逃避、否认或者歪曲那些让我们产生情绪困扰的事情，所以，留心我们对别人造成的刺激，能够体现我们的过人之处。前面提到的那位不断长胖的咨询师，从不与后来求助于我的那位当事人讨论肥胖的问题，尽管她知道这个问题对当事人来说很重要。假如当时她能够同求助者讨论体重方面的问题，交流自己的顾虑和难处，那么就有可能向求助者敞开心扉，从而解决自己的某些畏惧和顾虑。我们越是逃避自己的困扰，就越会损害自己的治疗技能。

督导者让受训的咨询师注意他们对别人造成了怎样的刺激，往往会使他们的心理产生防备。督导者指出咨询师存在的问题，会引起后者的羞愧和心理防卫，这就像咨询师指出求助者的问题。我曾督导过一位年轻的同性恋男士，他英俊得让人一眼难忘。他经常穿一双牛仔靴，耳朵上戴一粒钻石耳钉。在我的眼中，埃里克看起来非常像一个时装模特。

他也很聪明,他提出来讨论的那些求助者的问题都是挺复杂的。埃里克没学多久,就已经展示出大量的专业知识并表现出敏锐的洞察力。

督导几次之后,我发现埃里克从未提及移情与逆移情的问题。他在理论层面上知道移情与逆移情,但是从未把相关的处理方法运用到自己的工作中去。他能够大量谈到咨询案例中的其他方面,却不能谈到移情与逆移情的问题,这种不一致让我产生怀疑——他并未把自己作为一个正常人投入到咨询关系中去。

埃里克认为求助者对他的外貌会产生怎样的反应呢?当我问这个问题的时候,埃里克表现出心理上的防卫。他马上问我,他的外貌有什么问题?看来我问到点子上了,这说明埃里克看待自己的时候感到别扭,看待别人对他的观感时也感到别扭——此时他会感到羞耻和自责。看到他疑惑地瞪着我,我就知道下一步该做什么了。

根据这次交谈的情况,我还发掘出埃里克的一些成长经历。尽管他怀疑自己很小年纪就有同性恋倾向了,但是虔诚的宗教信仰、小镇的生活环境还是让他对每个人(包括他自己)都保守秘密。他的性生活让他感到隐秘的兴奋,同时带给他强烈的羞耻感。他的性伙伴都是秘密结交的,伙伴们也都"隐藏得很深"。父母发现之后,把他送进一个教养机构去"改正"他的同性恋行为。对他的"治疗"包括辱骂、禁闭和体罚,这是为了让埃里克遵从"上帝的旨意"。

埃里克很想逃到某个地方,在那里可以显露自己,可以同那些理解并接纳他的人在一起。刚满 18 岁那天他就离开了家,开始是上大学,后来读研究生。在校园里,他可以用更加开放的方式来探索自己的性行为。他的服装、耳饰和发型都是这种探索的一部分。我遇到他的时候,他还只有这些外在的变化,内心的转型还远没有开始。

与他这种吸引眼球的装扮相矛盾，童年经历让他认为受到注意是危险而羞耻的。他内心的观念与外在的表现相脱节，证明了人的心智能够对那些显而易见的感受熟视无睹。经过塑造，埃里克的大脑可以把这些事实隔离开（不整合到意识当中去）。在孩提时期，他就已戴着伪装的面具出现在旁人面前。他在那时就感到，让别人注意他的外表，可能会暴露他的真实面目。他并未意识到，他现在的外表就是在暴露他。他也没意识到，他必须习惯于人们知道他是同性恋。

为了推进对埃里克的督导，我要让他知道：我尊重他，也尊重他的性取向——我不认为同性恋是一种疾病①，也不会因为他是同性恋者而贬低他的心理咨询工作。"你想做一个公开的同性恋者，我觉得这对你而言是对的，"我说，"但你必须记住，人们对你的表现会有所反应。你需要注意到别人的反应并且泰然处之。你还要应对你的求助者——对于你这种表现，他们可能感到好奇，也可能受到吸引，还可能提出批评或者表示反感。"

过去的经历让埃里克以对或错的标准来评判自己的性取向。他的某些求助者也会有同样的反应。那些对同性恋持有偏见或者心存恐惧的求助者，可能会排斥他。另外，因为他长得漂亮，男女患者都可能对他产生性的移情。年长的、保守一些的求助者可能会小看他；而那些以相似方式竭力展现自己的人可能觉得埃里克是一面好镜子，可以照射出他们的幻想。咨询师要觉察到自己可能引发怎样的判断、态度和情感，并且把这种觉察运用到咨询工作中去。首先要觉察，然后才有了解和长进。

---

① 美国《精神障碍诊断与统计手册》第四版已剔除"同性恋"这一条目。详见第 54 页注③。——译者注

保密

大多数咨询师认可保密的重要性,但是很少有人说出——要做到保密其实挺难的。人类是非常社会化的动物,不断通过交换信息、故事和想法来保持联络。对日常交谈的内容进行分析可以发现,大部分信息对我们来说是无关紧要的。我们所说的很多话只是为了同别人联系一下,也就是以各种方式来表达"有什么事情吗?"浮现在脑海中的各种事情,不论有趣的、粗俗的还是刺激的,都容易脱口而出。

我在从业早期,对一个学生督导了一年。我经常坐在观察室里,隔着单向玻璃看他怎样治疗一位患者。那位患者同我从未谋面,但我用了一年的时间来观察她,所以了解她的情况。有一天,我在街上看到她走过来,马上忘记了自己是在什么背景中知道她的。就在我对她热情一笑并且准备打招呼的时候,我想起了自己是怎样认识她的。我从自己暂时的失误中清醒过来,赶紧道歉,说我认错人了。等她走开之后,我觉得刚才真惊险,差一点就把工作中的事情带到生活中而造成泄密。

保密是很困难的。秘密让我们感到特别;它让我们知道别人不知道的事情,同时又让我们忍不住想告诉别人并看看别人的反应。保密是我们业务关系中的一条准则。如果你不善于保密,就很可能违反这条原则。我总是鼓励学生严格要求自己保守秘密,好让他们意识到这条原则不但重要而且难以持守。学生对我这种严格要求的第一反应就是与我讨价还价。他们通常是这样说的:"我同某某人说一说应该没问题吧。"他们所说的"某某人"是指配偶、家人,或者不认识求助者的人,或者生活在外地的人,如此等等。

　　还让我多次听到的另一种想法是这样的："如果我在国外度假，同遇到的人谈起我在国内咨询的案例，这些话怎么可能传到当事人耳中？"我承认这种可能性很小，但是奇怪的事情就是会发生。我在度假时遇到的人经常会认识我家乡的人，这让我感到惊讶。当然，惊悚小说中还经常描写这样的情景：你在吃饭时同别人谈起某个人，而这个人或者他认识的人正好坐在旁边的席位上听到了你说的话。所以你必须为当事人尽可能保守秘密。

　　对于咨询过程而言，保密原则至关重要——你破坏了它所失去的要远远超过你所得到的。它不只是伦理准则和法律要求，还是你专业训练当中不可或缺的一个方面。如果你发现自己很想对某个求助者的事情说三道四，那么就要检查一下自己有无逆移情了。要注意那些让你忍不住想说出去的事情，注意这种冲动背后的情感，你就会发现你对这些事情的反应是自己没有觉察到的。咨询师应当把自己的职业角色限定在幕后，但是某些咨询师难以做到这一点——他们在生活中经常谈到自己所治疗的人，关于求助者的话题是他们交谈的主要内容。尽管求助者的身份可能被保密，但是求助者显然已经进入这些咨询师的生活领地，或者求助者让他们联想到自己缺失的东西。

　　有些人谈论求助者是为了吹嘘自己。设想有位电影明星或者体育明星来找你，你因为这层关系而觉得自己了不起，这并没有错；你很想把此事告诉别人，想让朋友惊叹，这也算是自然的。但是，当这些人性的特点真正影响到你保守机密的能力时，问题就产生了。如果你确实需要把某位患者的情况告诉别人，例如为了释放你知道某种特殊情况后所产生的压力，那么你就向自己的督导诉说，或者选择一位能够胜任督导工作的咨询师同僚。让这位咨询师帮助你看清楚：当你想把求助者的某些信息告诉别人，这种冲动到底会不会干扰治疗进展和你的判断。

我们喜欢说闲话，要想转变这种倾向是很困难的，然而严守机密是至关重要的。只有这样，求助者才会无顾虑地向我们透露羞耻而危险的信息；也只有这样，我们才有机会在咨询关系和其他关系之间保持合理的界限。你还会发现，保守机密会使你对自己的成熟和专业感到更加自信，而且会让你更加肯定自己的人品。

第三部分
了解你自己

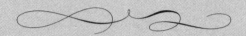

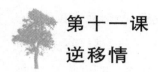

第十一课
逆移情

> 一切悲伤都可以被承受——只要
> 把它们写成故事或者作为故事讲出来。
> ——伊萨克·迪内森①

当我们的学习经历、应对策略和防卫机制让我们不再客观地看问题,不再严格地遵守治疗规定,心理咨询中的逆移情就发生了。也就是说,我们的心理需要把我们自己搅和进了对求助者的治疗。逆移情的到来并不是大张旗鼓的——它偷偷摸摸地来临并且成为咨询关系的一部分。当然,我们最好能够在它显露之前就逮住它,但是在大多数情况下,我们只能在它来临之后才发现它。

我在几年前督导过一位名叫杰米的博士生,他当时正在治疗一位名叫贝丝的患者,那是一位心情抑郁的、三十出头的女士。从他的描述来看,这名患者动作迟缓,在咨询时哀声叹气,流露出很多忧伤的想法。杰米对贝丝的抑郁状态很重视,觉得她需要即刻的、积极的干预才能振作起来。杰米把他们第四次咨询的录音带给了我,好让我在督导过程中给他一些反馈。

他们这次咨询很有意思,让我吃惊的是杰米在咨询中表现得非常活跃、非常幽默。他的思路非常敏捷,几乎对每件事情都能幽默一番,有点

---

① 伊萨克·迪内森(Isak Dinesen,1885—1962):丹麦作家,1914 年到 1933 年在肯尼亚生活,因她的回忆录《走出非洲》(1937 年)而闻名。——译者注

像在说单口相声。我对杰米的幽默和活跃并不反感,问题是我在他们的对话中几乎感觉不到贝丝的存在。他像在对着空椅子说话,像在排练自己的角色,或者像一个年轻的领袖在练习自己的演讲。听到最后,我发现自己和杰米都没太注意那位求助者。于是我把磁带倒回去,重新听一遍。

在听第二次的时候,我发现贝丝多次尝试得到杰米的注意。她想谈起自己和男朋友的关系,自己在学校遇到的问题,还有她母亲马上要来探望她。她想提起这些话题,但是被杰米忽视或者只关注了一下,随后就由杰米继续引导谈话的内容。我能听出杰米那些声音所表现出的心理压力,他在尽力使彼此的交流变得积极、乐观。通过倾听他们交谈的录音,我发现这次咨询被杰米的焦虑推动着。我对杰米不太了解,所以无从知晓他的反应为何如此强烈。

在下一次督导的时候,我先称赞他很热情,称赞他知道多种心理干预的方法。当我们一起听那盘磁带的时候,我说出了自己觉得他在咨询中很焦虑,而且他可能对贝丝的抑郁症状产生了逆移情。在我说出对他这次咨询的上述印象时,杰米明显变得沮丧。听录音也让他感到很痛苦,他说要过一段时间才能调整好自己的情绪,才能继续谈下去。他要回了那盘磁带,然后离开了。

后来再进行督导的时候,杰米已经把那盘磁带听了好几遍,并且找过一位咨询师。好在杰米聪明而且有勇气,能够把自己的内心体验与自己所受的专业训练联系起来。在后来的几个星期,杰米同我谈起了他母亲的情况。他母亲长期患有抑郁症。他至今仍然清晰记得,在他小时候,母亲有一段时间连续好几天都不愿下床。他担心母亲会死去,就默默地坐在床旁,盯着母亲胸部的起伏,好知道母亲仍然在呼吸。叙述这些记忆的时候,杰米的身体有些哆嗦。

杰米自己也有过几次抑郁发作。在他只是个少年的时候,他就学会了怎样提升自己和母亲的情绪,办法就是幽默地说话或者一起做一些让人兴奋的事情。他成了班级里的丑角。又过了些年头,他在大学里成了聚会上的灵魂人物。现在,杰米第一次把他的逆移情表现同自己潜在的情感问题联系起来。杰米意识到,自己之所以在咨询中表现得幽默而活跃,是为了驱赶自己的抑郁并且避免回想起可怕的童年。

杰米现在明白了,坐在斜对面的那位心情抑郁的女性求助者——而且与他小时候母亲的年龄相仿——无意中引起了他对自己小时候那些经历的害怕和伤感。这是他的逆移情问题。既要让母亲开心,又要摆脱自己的抑郁,这是他小时候的双重任务,在咨询中都被激活了。这样,杰米对求助者的情况视而不见,反而让自己的状态回到了过去。他再次成为那个惟愿自己母亲没死的恐惧的小男孩。他这种逆移情显然对咨询造成了影响。

显露的问题和隐藏的问题

辨别逆移情的存在,首先是发现自己的想法、情感和行为是否偏离了中立的态度或者合理的方式。在杰米的个案中,咨询师过多的幽默和话语,过度的活跃,不注意贝丝的情感和需要,都是逆移情的表现。刚开始的时候,我们都没有注意到逆移情的问题,但我们知道这不对劲。

你盼望某人前来咨询,或者相反,害怕某位求助者到来,是逆移情的又一种表现。你可能对求助者的情况进行一个又一个的阐释,或者像我一个朋友所做的那样,在某位特别的求助者如约前来咨询的时候,"忘记"打开接待室的门。因为逆移情而产生的行为偏离了我们所受的训练，偏离了咨询的目的，还可能损害求助者的利益。挖掘上述表现之下的逆移情问题，则是下一个更加困难的挑战。

产生逆移情的潜意识动机往往来自早年的负面经历，与接纳、抛弃、创伤或者羞耻等方面的问题有关。在杰米那个案例中，由于他非常害怕母亲的抑郁症，他当年的老办法就被激活，用来处理求助者的抑郁状态所引起的他的回忆。一个普遍适用的经验法则就是，引发逆移情反应的是与成长经历或者深层情感有关的焦虑。

对我们这样的灵长类动物来说，幼年的生存取决于两个要素：身体完好；依恋父母或者看护人并被他们接纳。对小孩来说，在感情上被抛弃也可以被觉得是危及生命的。羞耻的体验与被抛弃相类似，会深远地影响到我们的依恋模式、大脑发育和自我认同。如果小孩子在早年经历过创伤、遗弃和极度的耻辱，他们长大后更可能出现心理和生理两方面的问题。看来，某些伤害虽然不致命，却使我们变得脆弱。

近二十年来，我的心理咨询培训班上有很多学员都遭受过（或者仍然在遭受）早年负面经历所造成的痛苦，所以我授课的重点已经从传授心理治疗技术转移到探索咨询师的内心世界。我发现，如果先讲授治疗技术而不教会他们辨认并注意逆移情的问题，那些治疗技术就会被用于咨询师满足他们自己潜意识中的情感需要。

不少正在接受培训的咨询师在早年并没有受过严重的伤害，但是差不多每个人在童年都曾经历过让他们感到害怕、羞耻的事情，都曾担心过自己会不会被接纳、喜爱、赞许。我们每一个正常人都懂得承受对自己的怀疑并且控制好自己的焦虑，以免丧失正常的社会功能。但是，心理咨询这种独特的氛围带有很多强烈的情感要素并且容易使我们退回到以前的状态,非常容易激发我们本可以压抑的情感和记忆。就连心理最健康的咨询师也容易发生逆移情。好的咨询师并非不发生逆移情,只是在逆移情发生后有能力加以识别和处理。

察觉逆移情的练习

怎样学会识别逆移情?下面是我所知道的最好的一个练习。它需要花时间、花工夫,需要有个好的督导,还需要你有勇气并且诚实对待自己的情感。如果你付出努力和心思来完成这项作业,我保证你会成为一名更好的咨询师,让你的努力得到回报。

第一步:选择一位对你构成挑战的求助者。他(或她)让你觉得自己的咨询没有进展,让你体验到强烈的情感,或者让你怀疑自己已经产生了逆移情。别忘了把这份作业告诉你的督导,请督导尽可能参与进来,让督导分享尽可能多的资料,并且把这份作业作为你对自己进行治疗的一部分。

第二步:选好求助者之后,找一个逆移情笔记本记录你个人的想法和情感。要特别注意你的分心、梦境和幻想,并且对你的任何一种与求助者有关的体验都展开自由联想。刚开始,联想的重点是求助者,然后逐渐变成关注你与求助者的关系。也就是说,当你着重对自己的体验展开联想时,可以少注意求助者的问题。

第三步:每隔数周对咨询过程录一次音。一定要事先征得求助者同意,并且向他(或她)保证你会保密。对求助者说,这是你进修的一部分练习,只有你和督导能够知道这两盘磁带的内容。你甚至可以提出,做完训练就把磁带和录音记录还给他(或她)。如果求助者不愿意被录音,就换一个人。大多数求助者会乐于成为你关注的焦点，会为你认真提高自己的水准（也是他们的福音）而感到高兴。别忘了记下你在录音咨询之前、之中、之后的感受。

第四步：聆听磁带，查阅笔记，看你能否在其中找出逆移情的表现。想一想你在咨询之前、之中、之后做了什么、没做什么，以及有哪些感受。注意你说了哪些有象征意义的话，以及说话的语调。下面的某些想法、情感和行为可能包含了逆移情的表现：

- 咨询之前和之后的情感
- 运用了太多或太少的沉默
- 害怕对质，害怕求助者不高兴
- 对求助者的情况阐释得太少或太多
- 说得太多或太少
- 与求助者发生争执
- 忽视求助者的情绪
- 转移话题
- 袒露私下的想法或者讲起了故事
- 遗漏重要的细节
- 分心和白日梦

上面这些情况并不一定说明出现了逆移情，从中却很容易找出一些蛛丝马迹，让你发现潜在的逆移情问题。

第五步：从头到尾逐字记录这两盘磁带的录音，包括停顿和"嗯哼"等声音。这项工作有点枯燥却很重要，就把它当作一种冥想练习来做吧。你仔细倾听录音并把它们抄写下来之后，就会对咨询的内容非常熟悉，也就会更好地把注意力集中于你和求助者之间的、以及自己内心的情感过程。

把你在整理录音时浮现在心中的情感和记忆也记录在那个本子上。然后,把你在咨询中的感受与你在咨询之外的生活联系起来,并且与你过去的经历联系起来。

第六步:找出两三个潜在的逆移情问题进行分析。这些逆移情问题是那些潜在的情绪纠葛,会引起你在咨询中出现的那些情况。例如,前面提到的咨询师基思表现为治疗过程经常冷场,而他潜在的问题就是害怕受惩罚或者被抛弃。杰米的幽默和活跃是另一种表现,潜在的逆移情问题是想排除对母亲抑郁症的恐惧,并且避免考虑这种恐惧对他的自身安全和个人价值意味着什么。

利用关于你自己的一切证据来发现你的逆移情问题。例如分析自己这么多年来从朋友、同事、亲人、雇员、咨询师和督导那里接收到的反馈,可能会有帮助。这些反馈中有没有让你感到特别苦恼的?要知道,你有很大一部分心思用来防止你的意识觉察到你想发现的东西,这就像你在眼前挡了一块深色的玻璃。如果你发现自己对这个任务拖拖拉拉(例如采取购物、吃东西、打扫卫生或者熬夜玩游戏等逃避对策),不必感到奇怪。

常常是眼角的一瞥才让你窥探到自己的真相,这真相表现为模糊的影子,而且在一开始还躲着你。要注意你的梦境、幻想和胡乱冒出的念头,它们可能是你了解自己的线索。记住,人脑不会产生随机的反应,所以要经常问询反应的原因。有时候,雪茄就是雪茄;有时候,它可代表着别的东西。

"方方面面都很完美"

秋美看起来很困惑。当我布置这份逆移情作业时,她越来越感到茫然。下课后,每个人都走了,只有秋美留下来。她在座位上盯着我看,露出一副不解的神态。于是我走到她旁边坐下。她看起来很担心:"我的生活算得上完美——我有幸福的童年、出色的双亲。我怎样才能完成这份作业呢? 我没有逆移情的问题,看来我这门课要不及格了。"

通常在每一个班级都会有学生这样开场。他们通常都很聪明,富有魅力,身心健康——好事都让他们碰上了。他们衣着光鲜、彬彬有礼,只是有点太在乎自己的学习成绩。他们喜欢听"真好"、"真棒"、"真了不起"、"棒极了"这类形容词,对批判性的分析躲得远远的。

秋美虽然感到困惑、担心、受挫,但她还是努力完成这份作业。我鼓励她想一想,假如她并不完美,假如她并没有达到父母的期望,假如她小时候并不可爱,假如(可别真的是这样)她的试卷得了一个"良"而不是"优",情况将会怎样? 这些假设在她看来都是不可想象的。然而,在倾听并抄录她那两盘磁带的时候,她发现自己不但从未盘问求助者,而且会找一系列的借口避免与求助者对质。"这只是一份作业,我也不是真正的咨询师,所以我不想为难他,他的生活已经够他受的了。"不论她在咨询中遇到什么情况,她都不会说出任何可能让求助者不舒服的话。她为自己的做法找理由,就阻止了自己发现逆移情的存在。秋美在不知不觉中把重要的逆移情表现当作了咨询的策略。

最后,到学期快结束的时候,情况有了转机。秋美开始想起自己也有不顺的时候。在她很小的时候,当她偶尔让父母感到失望,父母就会把注意力转向她的弟弟。为了重新赢得父母的关注,她就学着去做弟弟所做的事情,而忽视了自己本该做的事情。她意识到,自己不想采用质问、阐释这些可能让求助者感到不安的技术,是因为自己在情感层面想做求助者希望她做的人。秋美在乎的是"我怎样才能成为他喜欢的人",

而不是她怎样才能成为求助者所需要的咨询师。这样，秋美就发现了一个重要的逆移情问题。

秋美的童年其实并不完美，只是她的选择性记忆被解释成了完美。她的母亲需要成为完美的母亲；如果秋美是个完美的孩子，她的母亲就满足了自己的梦想。如果秋美记忆中的童年是完美的，她母亲喜爱并且接纳她，那是因为她这些记忆符合她母亲的需要。只有当她成为完美的孩子，她父母才能成为完美的父母。她之所以取名为"秋美"，那也是因为她父母最喜欢一年四季中的秋天。

秋美需要发现更完整的自己，这对她自己和求助者都有好处。这份作业提醒她：她在以前把自己的一部分经历丢弃在脑后。要想成为一位足够好的咨询师，秋美必须抛弃潜意识中想做个完美女儿的动机，才能知晓自己的全部想法和情感。这份作业开启了一次自我发现之旅，这对她来说虽不容易却很有好处。对她来说，意识到自己并不完美是痛苦的，但也是一种解脱，因为她会发现自己无须表现得完美也可以成为一个好的咨询师。

社会教我们以无数的方式扬长避短。我们充实自己的简历，避免自己的资历显得平淡无奇；我们总想展现好的一面，推销一副正面的形象。在我们的咨询师培训中，我们必须处理这种强大的文化偏见。我们需要有意识地认识自己的缺点，并且把它们与人交流，这样才能真正地变劣势为优势。

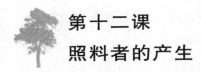

第十二课
照料者的产生

> 我们生于何处，这可完全凭运气。
>
> ——安·帕切特[1]

没有谁生下来就是咨询师。我们是在小时候的人际关系中被塑造成照料者，后来又在专业训练中得到进一步的塑造。每一位咨询师都是早年经历和临床训练的独特组合，既有潜意识，也有意识，既有童年的影子，又是个成年人。这本书之所以对逆移情很关注，是因为我认为人在童年所受的教养具有强大的力量，可以对一生中有意识的行为产生潜在的影响。

我在前面提到，咨询师培训班上常有一些学员坚持说自己的童年非常美好。他们认为：自己即使存在逆移情，那也是表浅的、容易改正的。但是，如果有办法检查出逆移情，他们就会发现自己童年的真实模样，那并不同于父母和他们自己的防卫心理所编织出的家庭童话。

做一名咨询师并不是偶然的选择。内心的向往与父母的影响、环境的影响结合在一起，决定了哪一个孩子长大后成为照料别人的人。我们为什么选择这个照料者的角色？这个角色又是怎样实现的？答案取决于我们的依恋模式、家庭动力、创伤与丧失的经历以及我们在成长过程中所面对的挑战。帮助别人的动机来自我们管理别人并且治疗自己的

---

[1] 安·帕切特(Ann Patchett, 1963—)：美国作家，著有《美声》(*Bel Canto*)、《说谎者的保护神》(*The Patron Saint of Liars*)等小说。——译者注

综合需要。

脆弱的治疗者

治疗者自身的脆弱早就为人所知，我们每一代人仍然需要重新研究这个问题。同医护人员、神职人员一样，心理咨询师的职业也存在以下风险：抑郁，酗酒，吸毒，自杀，以及在性和金钱等方面利用求助者。职业的照料者也是常人，但他们被赋予了非常的信任、责任和权威。

咨询师的权威和咨询关系的私密性结合在一起，使求助者很容易在各种方面被利用。咨询师自己如果情场失意或者感到空虚、无能，在心理咨询这种私密而信任的环境中，就容易觉得求助者的爱意是那么难以抗拒。我知道，不少咨询师花了多年的时间和大量的金钱去学习、考证、开业，结果因为一时的迷乱而前功尽弃。

在照料者的原生家庭中，父母具有瘾嗜是很常见的。小孩子不知道酗酒的父母什么时候能提供体力上的帮助和情感上的支持——这样的父母反而经常需要子女来照料呢。他们不能提供子女所需要的稳定的情感氛围，子女也就无法觉得这世界是个安全的地方。结果，父母染上瘾嗜之后，孩子往往得不到良好的照料，也就缺乏足够的安全感，这使他们较少关心自己的成长，反而关注可怜而又可恨的父母有哪些需要。

对别人的感受和需要过于敏感，确实能使这样的小孩成为瘾嗜父母的好孩子。但是，早年的角色倒错（这逾越了正常的人际关系）可以使他们觉得打破咨询关系的界限是很自然的事情——尽管我们的培训都要求他们不这样做。小时候做了"父母的父母"，让他们长大成为咨询师之后容易觉得——求助者似乎能够满足他们潜意识中的需要。

如果父母亲的防卫心理是强迫症性的,这对孩子来说也很难受。采用强迫性防卫方式的人,总是试图用僵硬的重复行为来控制自己的焦虑,他们不断地打扫、除臭、整理。这样的心理防卫方式与现实情况相冲突,因为每一个正常的小孩都经常把自己弄得臭烘烘、脏兮兮的,小孩子的行为总是缺乏条理、难以预测。在这种父母具有此类强迫症特点的家庭中,小孩会感到他们所做的一切几乎都会让父母感到不爽、焦虑或者厌恶。这些小孩的自我评价就会反映出父母对他们的排斥和责备。这样,父母的焦虑就转化到孩子那羞愧的自我意象当中。

可惜我的大多数学生的父亲或母亲并不善于抚养孩子,孩子们只能学着在功能失调的家庭中生存。他们的大脑被早年的经历所塑造,不断给他们的自我评价和自尊心制造麻烦,还影响到他们在后来的人际关系(不论私人关系还是专业关系)中的行为方式。这种变化不但反映在逆移情的表现中,还反映在其他问题中。

咨询师的童年可以表现在咨询室中

在咨询的时候太紧张了而不会说话,这是咨询新手常见的逆移情。迈克尔(前面提到的母亲患有分裂症而整天把他扔在一边的那个人),就受困于这个问题。我叫他想象自己对求助者说出他隐藏的话,然后注意自己心中浮现出的任何想法、回忆或者情感。过了一会儿,迈克尔说:"我有点害怕。在我的想象里,求助者对我大呼小叫,说我很愚蠢,然后愤然离去。"我让他继续保持这种想象。迈克尔的脸色慢慢变得充满畏惧,然后又充满了沮丧。他耷拉着脑袋,唉声叹气。等了好一会儿,他才继续说话。

"我觉得就像回到了小时候,整天就自己一个人,感到很痛苦,就像心口痛的那种感觉。白天似乎永远也不会结束,我就从花园的走道上取了一块砖,在这块砖的一面画了一张脸,然后把砖包在毛巾里。我会把自己的砖块'娃娃'抱着摇啊摇,同它说话,并且告诉它——我会永远照顾它。在我妈开始下午的例行活动前,我会把我的砖娃娃藏在花园里,叫它一直睡到明天。

"我整个童年都很害怕母亲下一步要做的事情。我认为自己每天对她所说的寥寥数语也可能招致危险。在我做咨询师的时候,我总希望我的当事人保持平静。当我想对他们的情况作一个阐释的时候,我会感到非常害怕——如果我让他们感到恼火,将会发生什么结果?我坐在椅子上看着当事人的时候,就如同我小时候坐在小板凳上看着母亲。"

除了你和求助者,咨询室里其实还充斥着很多人。求助者身上背负着他们原生家庭中的其他人,还背负着他们当前生活中的很多人。他们会有意识地提到其中很多人,而其他人只会嵌入求助者的自我意象和个性特征之中,嵌入他们对你的依赖关系之中。你也会带来一帮人,这些人嵌入你的个性、逆移情和咨询工作当中,出现在你的交往技能当中,并且影响到你对咨询理论和技术的选用,影响到你对什么样的情感产生共鸣。咨询室可真是个拥挤的场所。

病态的照料

病态的照料是自我紊乱(我们称之为自恋)的一种表现。自恋的特征是自我具有两面性:一方面感到自己非常重要,另一方面觉得自己空虚而绝望。孩子指望父母给予关心爱护,却发现父母具有突出的问题并且反而向孩子提出需要，这就有可能形成孩子的自恋。孩子缺少他们用于自我发现所需要的帮助，只好采取另一种办法，那就是在真实的或者想象的被遗弃的威胁下，对父母进行照顾。聪明而敏感的孩子能够学会关注并调节父母的情绪。他们会表现得比同龄人成熟，能够不假思索地调节别人的情绪体验，并且像变色龙一样适应不同的人和环境。这些孩子的内心体验源于对别人的需要进行反映。

自恋的另一面反映了孩子的情感世界中缺少回馈。他们真实的自我，也就是他们个人独特的部分，因为被忽视、欠发展而期待妥善的呵护。这种担心被遗弃和羞辱的核心感受被隐藏在他们能够照顾别人而产生的自我膨胀感之下。病态的照料者从表面上看可以是一个完美的孩子，他们学习成绩优秀，品行也很好，但是他们在内心感到空虚、忧伤和迷茫。前面一章谈到的那位完美的秋美，身上显露的是她双亲的需要，显露了她父母对他们自己童年的弥补。秋美的自我是她的家人堆砌起来的，并未容纳她自己的情感、需要和欲望。

这种孩子的依恋模式促使他们关注父母以及其他人的情感和需要。他们逐渐形成的自我觉知中，不但把别人的情感体验成自己的，而且强迫性地去照顾别人的情绪。照顾别人就代替了对自己的安抚和对内心情绪的整理。对病态的照料者来说，只要用心去感受，就会感受到糟糕的体验。结果，对他们来说，独处不是件开心的事，同别人呆在一起则意味着有很多事情可做。与独处（以及相应的情绪体验）相比，不平等的、甚至是虐待性的关系并没那么可怕。

这种照顾别人的人不是容易处理的求助者，因为他们很早就知道，在他们痛苦的时候，不会有人来帮助他们。他们那种依恋关系的核心，就是认为别人会让他们承担责任而不会关心他们。病态的照料者成为求助者之后，往往表现出抑郁和疲惫的症状，因为他们已经难以满足别人的需要，而且因为他们采用的心理防卫总使他们压抑自己的情绪。同时，作为求助者，他们还会尝试反客为主，试图为咨询师考虑问题。

病态的照料者可能有以下表现：

- 总是忙个不停

- 容易站在别人的立场考虑问题，却难以维护自己的权益

- 难以拒绝别人的要求

- 觉得别人的需要就是自己的责任

- 不能接受别人的帮助

- 身边有不少朋友向你提出很多要求却不能为你提供帮助

- 觉得社会交往、人际关系是很累的事情，从而加以躲避

- 相信这种说法——"如果你想让某件事情做好，就得亲力亲为。"

天才儿童

对于"社会性大脑"（social brain）的形成而言，亲子关系至关重要，这在艾丽丝·米勒①那一系列文笔优美、看似通俗的书中作了描绘。她为自己所说的"天才儿童"（gifted children）做了很多咨询，目的是为了治疗某些成年人——这些成年人小的时候，父母的情感需要很突出，抚育能力却很欠缺。米勒主张研究"成年患者内心的那个儿童"，这与她那些做精神分析的同行有所不同。她让患者回想多年前早已被遗忘的童

---

① 艾丽丝·米勒（Alice Miller，1923—2010）：生于波兰一个犹太家庭，卒于法国。早年从事精神分析，后来反对弗洛伊德和荣格等人的学说。她对于遭受肉体或精神虐待的儿童进行了突出的研究。——译者注

年经历，她把成年患者的很多行为解释为当年对父母那些需要的迎合。

作为首倡者，米勒把心理治疗这个过程看作帮助患者发掘他们的经历，让他们不再以成年人的视角来看待这些经历，而是以当年那个孩子的视角来看待这些经历。米勒所说的"天才儿童"对父母的信号非常敏感，并且能够按照父母的讯息来塑造自己。这些孩子也被称为"共处依赖者"(codependent)，他们长大后成为医生、护士、社工和咨询师等服务行业的中坚力量。

米勒描述的"天才儿童"看起来似乎很了不起，他们却经常感到空虚，没有活力。他们的精力和真实的自我不被父母接受，结果被排斥在自己的意识之外。这就造成他们的意识与真实的自我相脱节，不但容易造成个性的失调，还可能在潜意识中把这个精神动力学的问题传递给下一代。小时候没有得到良好养育的人，自己做了父母之后，可能会向孩子索要自己当年缺少的关心爱护。米勒(1981，第 35 页)说："这些母亲没有在她们的母亲哪里找到需要的东西，就会到自己的孩子那里去寻找——孩子任由她们使唤，听凭她们控制，绝不会抛弃她们，总是围绕在她们左右，而且对她们怀有完全的敬仰。"咨询师可在心理治疗时讨论这个精神动力学的问题。

父母在无意识中塑造了孩子最初感受到的现实。孩子与父母亲近的本能使他们无条件地依恋父母。当孩子看着母亲的眼睛，从那里看不到自己的影子，而只看到母亲的需要，孩子就会按照这些需要来塑造自己。天才儿童不会叛逆，这正是问题的关键。由于无法构建自己的生活，天才儿童就去寻找那些需要得到照顾的人。米勒觉得，这样的孩子永远需要别人来激发他们的行为，因为他们在童年被父母无意中压迫而完全没有能力去反抗。这种无助感植根于他们早年的潜意识记忆中，所以他们觉得这种状态就是自己的本来面目。

米勒设想,患者意识中虽无早年亲子关系的记忆,这种习得的经验却体现在他们看待自己的方式(自我意象和自我保护的行为)中。患者严厉而消极地谈起他们自己(体现了超我),透露了多年前父母对他们的消极态度。这些情绪和行为方面的内隐记忆,体现在他们的态度和自我评价当中,促使他们不断压抑自己的真实情感,还妨碍他们意识到自己的需要。

当事人在内心深处总感到自己不值得被人爱,所以他们一直试图进行弥补,所以他们总希望照料别人,或者奉行强迫性的完美主义。与这种调适相一致的,就是心理咨询师的童年往往具有下面这些有意识的或者潜意识的需要:

- 要表现得完美

- 被喜爱

- 避免发生冲突

- 没有负面的情绪

- 防止别人出现负面的感受

- 自己的要求很少,也没有强硬的观点

咨询师的上述倾向在咨询关系中的表现如下:

- 觉得自己对患者症状的改善负有全部责任

- 难以应对咨询当中出现的沉默

- 需要被患者喜欢,或者想成为患者的朋友

- 站在患者的一边指责患者生活中的其他人

- 不能容忍患者的情绪

● 互动限于理智层面

● 喜欢提建议

避免难堪的体验和行为

心理咨询师这个职业为我们提供了一种机会，那就是让我们把照顾别人这种心理防卫机制转变成自己的专业。但是，只要对我们进行逆移情的检查，就往往能发现我们在过去存在着渴望被接纳、害怕被抛弃的核心问题。例如，咨询师在小时候往往是家里的"情感调节剂"，也就是说，我们调节着家庭成员内心的情绪，还调节着家庭成员之间的氛围。我们是外交官、知音、斡旋者，或者是不需要父母操心的好孩子。我们大都有不让父母省心的兄弟姐妹，于是我们决定不再因为自己的需求而给父母添麻烦。这并非为了塑造了未来的心理咨询师，而是被家人悦纳的通行证，也是我们当时的生存法则。

表现得"完美"，孩子就可以让父母不再痛苦地承认孩子的（也可以扩展到父母自己的）缺点。尽量少引起父母的注意，孩子就可以避免为自己的行为感到难堪，从而与冷漠的父母保持关系。一个家庭如果不能处理冲突，不能处理负面情绪，培养出的孩子就可能难以处理自己的感情，而且这样的孩子会把整个家庭的注意力从感情问题上转移开。

这种调适可能会使情绪得到管控，但生活仍旧是一团糟。在成为咨询师之后，当患者愤怒、害怕或者迷茫时，咨询师可能会无意识中扮演他们小时候的角色，把他们原生家庭中的规则用到咨询关系中来。就像我们看到的那样，咨询师面对某些患者的时候，脆弱起来可以退化成受惊吓的孩子，或者表现出自身的创伤后的很多症状。逆移情会使我们走向何方,这并没有统一的规律,但是逆移情都会歪曲我们对患者的认识,并且使我们难以采用恰当的治疗策略。

成为咨询师

很多学员都会问到一类问题,它们可以归纳成:"说了这么多养育过程中的潜意识问题,说了这么多痛苦和不适,跟现在的我有多大关系?"对此的简洁回答是:"你所反抗的,就会一直压迫你。"只要我们的潜意识包含了某些情绪的记忆,使我们按照过去的经验来说话做事想问题,我们的生活就仍然被过去所控制。我们永远不可能摆脱既往经历所造成的影响,但我们可以缩小其影响,方法就是有意识地探索、洞察自己的内心并采取更加积极的行动。

我们发现自己选择做心理咨询师原来在一定程度上是出于潜意识的原因,这该怎么办? 我们做咨询师有没有正当的理由,哪怕是为了自己和求助者的好处? 有些学员选择改行,并且报告了他们从一辈子为别人操心的职业中解脱出来的感受;他们想创建满足自己需要的人生。他们当中很多人说,需要一定的时间才能发现自己喜欢什么,自己需要什么,因为他们用了太多的时间来对别人的喜好和需要作出反应。他们想培养自己的喜好。

相反,也有很多学生在更深刻地了解了自己的经历和偏好之后,踏入了心理咨询师这个行业,并且提高了他们照料别人的能力。最好的临床心理学培训是一种内心成长的历程,推动我们进入对自己最有益处的职业。

第十三课
开创明智而满意的职业生涯——提醒和鼓励

> 整天听到人们的问题,会不会让你发疯?
> ——大众的提问

心理咨询师如何保持理智?整天听到各种各样的问题,并不因为积累那么多痛苦和困惑而崩溃,怎样才能做得到?保持清醒并且开创一份令自己满意的职业,需要考虑很多因素。其中有一些非常重要的方面,包括了解自己的局限,善待自己的需要,觉察求助者的苦痛对你的心灵造成了何种影响。这还要求我们受过良好的训练,与督导和同事保持联系,恪守职业道德和相关法规。下面的原则如果都能坚守的话,将会对你的职业满意度产生深远的影响,同时保证你的生活质量和幸福感。

第一个原则:了解你的局限,选择你的病人

每个星期我们该做多少时间的咨询?我发现自己最多每周咨询 17个小时;超过之后,我就开始变得筋疲力尽、容易发怒、注意力不集中。我显然缺少某些咨询师那样的耐力——他们号称每周看四五十个病人仍旧不累。要注意你的日程表对你的精力、耐力和情绪造成了怎样的影响,这会帮助你了解自己在病人数量/咨询时间方面的"舒适区间"。在你考虑职业道路的时候,同正在开业的咨询师聊一聊,了解他们的日常生活,并且认真思索自己的需求。要睁大眼睛选择自己的职业。

　　另一个经验法则就是挑选你的病人。我总是告诉学生要对他们的业务加以限制。例如对于边缘性人格障碍患者，一段时间只能接待一个人。边缘性人格障碍是非常棘手的，能够消耗你很多处理情绪的能量，比你的其他一切患者加起来都要伤脑筋。他们的敌意、愤怒、指责和自杀企图会让你顾此失彼。慢性抑郁症患者也非常难以治疗，因为他们的悲观情绪会蚕食掉我们的精力，并且会增强我们自己的伤感。选择病人，正如调整自己的时间表，需要你在长期的实践中才能学会。不要担心自己显得慵懒，因为你需要小心对待自己的工作量：你必须打持久战。

第二个原则：始终照顾好自己

　　我们照顾别人的时候，还必须照顾好自己。照顾好自己和提供好的治疗是相互依存的。当发现工作把我们推向疲惫和抑郁时，就需要查看我们是否已经牺牲了自我，陷入了病态关心患者的状态。良好的治疗对患者和咨询师都应该起到振奋的效果。总之，你需要感到自己和求助者都从咨询过程中获得提高。如果治疗工作总是让你感到艰难、有压力甚至痛苦，那么肯定在某些方面出了问题。此时你需要同自己的咨询师仔细检查你的心理健康和生存状态。

　　我曾经多年满负荷地工作，很少考虑自己的健康快乐。后来我得到了一个最好的忠告："生活就像一场马拉松，而不是短跑。"像马拉松运动员那样，我需要学会调整自己的节奏，保存体力，关注于进程而不是目标。我不得不检查和改变自己对工作的观念。我生长在一个工人家庭，以为汗流浃背、精疲力尽才算工作。后来我花了很长时间才明白，情绪也会让人精疲力尽；我认识到，虽然舒舒服服地呆在干净的屋子里，也会经历漫长而艰辛的日子。

对自己劳累过度的迹象要保持警惕,要用这些迹象来提醒我们对自己进行护理。我过度工作时有一个确切的迹象,就是脑袋持续地隐隐作痛,久久不能消退。当我意识到头疼的感觉与我的日程表有关时,就会安排时间去休整,然后我的状态就会好很多。我会到乡村去呆上几个星期,还有定期的休假,并且总在公事包里放一本好看的小说。只要每天都保证饮食和运动,精神面貌也会明显好起来。过度工作的其他迹象还可以是:不想参加令人开心的活动,把自己孤立在亲友之外,或者难以停止下来休息。这些迹象也是抑郁症的表现,这并非巧合。

不要低估心理咨询对你的身心所造成的负担。要关心自己的生理和情感需要,在承接新的案例时更要加以注意。我们除了帮助别人生活之外,还要过自己的日子,治疗者很容易忘记这一点。心理治疗太复杂了,常常难以找到成功的标志。我需要把任务完成才能感到满足,所以我发现,做一些目标明确而且看得到成果的事情对我来说很重要。打理房子、做饭、甚至写一本书,都可以让我产生畅快的成就感,而这正是心理咨询中难以获得的。

你需要什么来让你对自己和人生感觉良好?请花一些时间找到答案然后去挥洒你的激情吧!

第三个原则:划清界限

要警惕长期为别人操心的负面影响。在工作中一直把别人的需要放在自己的需要之前,可以导致自己同情心的疲惫和精力的耗竭;最终我们可能忘记了自己,变成一面只映照患者的镜子。我们的身心与别人的情感产生共鸣,就好像我们在经历他们的痛苦。就算你不被塑造成一位只会照顾别人的人,花费太多的时间考虑别人也是危险的。划清界限意味着头脑中要有这样一根弦:你首先是一个人(而且永远是一个有别于求助者的独立的人),然后才是一个咨询师。

如果你怀疑自己已经划不清界限,就询问自己以下一些问题:

- 做一名咨询师对自己产生了哪些影响?
- 我是否已经成了求助者的替身?
- 在心理咨询之外的环境中,我能充分满足自己的需要吗?
- 我还有自己的激情吗?
- 我充分享受生活了吗?
- 我是否愿意接受合理的享乐?
- 我正在做的事情是我想做的吗?

有些早期的精神分析师变得声名狼藉,是因为他们妄自尊大,不能容忍不同见解,并且与学生和病人发生绯闻。我们都需要对自我进行管控,客观看待自己的权威,并且要脚踏实地。整天与潜意识打交道,会使我们的日常生活变得有些复杂而微妙。有一个对策,就是在生活中拥有一些能够促使你脚踏实地的人——例如前面提到的那位患者,他提醒我是"一剂信息的栓剂"。

第四个原则:注意别受到心理创伤的传染

作为社会动物,我们的大脑会与周围的人产生体验和情感的共鸣。这意味着心理创伤会具有传染性。如果你去参加专门治疗心理创伤的咨询师的学术会议,你就会注意到那里汇集了好多焦虑而抑郁的面孔。

当我花费大部分时间治疗受过创伤的患者时，我的脑海就萦绕了各种幻象：被虐待的孩子、挨打骂的妻子以及打斗的场面。我们容易受到彼此的影响，这是我们与生俱来的特点，并不是软弱的表现，也不是缺少专业水准。

当我们面对受过心理创伤的人，我们的大脑就会被激活，如同我们在给自己制造创伤。我们对求助者的痛苦没有免疫力，而且我们还必须与求助者建立密切、体贴的关系好治疗他们。全部的求助者都会带来他们的痛苦，而我们作为回应，则消化、吸收了他们的痛苦并为之付出代价。

在生命的后期，卡尔·荣格搬到了瑞士博林君湖（Lake Bollingen）边居住。他生活和工作的地点，是一个与儿童漫画书里并无二致的中世纪小城堡。在城堡的前面有一根旗杆，让荣格的朋友和邻居很关注。荣格不定期地会升起一面旗，示意朋友和邻居不要靠近；直到旗子降落，他们才会走进城堡。当有人问起这面旗子，荣格就会说：在治疗某些病人之后，他需要独处一段时间整理自己的思绪。他觉得自己需要时间来处理他所听到的情况，需要逐步把这些情况整合进他的生活，或者把这些信息从自己的心中摈弃。荣格非常明白情绪和心理创伤具有传染性，他也非常清楚做一名心理咨询师多么不容易。

第五个原则：懂得相关的法规和伦理

有关职业操守的讲课通常会用到这样的句子："我并不想吓唬你，可是……"或者"不要大惊小怪，但是……"我私下认为，害怕违反法律或者产生纠纷，这种害怕是好的。本来就应该心怀敬畏之心，认真学习相关的法律法规,还要小心为每一位求助者保守秘密。记住,心理咨询这种氛围往往让人回想起小时候的经历,这会让你不小心做出不专业的事情。最重要的是必须记住,做一名咨询师,意味着担负巨大的责任,这需要你每一天都小心谨慎。

我记得第一次接过求助者开的支票时,我盯着支票上我的名字,意识到从此我得独自承担心理咨询的全部责任——不会再有督导站在我的背后了。这才让人害怕!

知晓并且遵守我们这个职业的伦理规范,这是至关重要的。有些规定虽然看起来过于僵化,或者似乎没有必要,却蕴含了专业人士积累下来的智慧——他们已经遇到过这样的问题,在处理这些问题之后才有了这些智慧。要知道,法规和伦理既保护了求助者,也保护了咨询师。遭受过性侵犯的求助者往往富有魅力,而且可能诱惑你。我曾拒绝与一位求助者建立情爱关系,她就中断了治疗。我还接待过一个人,她与丈夫的咨询师有染,于是向我咨询内心的冲突。这类求助者容易让我们出轨,特别是当我们年轻而又在那方面很需要的时候。回顾过去,我深深感谢我所接受的培训对职业操守非常重视,这让我对职业操守非常敬畏,足以保持咨询关系的界限。

20年来,我只在咨询室之外做过两次治疗。一次是因为地震使我担心呆在房子里不安全,另一次是因为我们在大楼里发生火灾之后被疏散。我本来想取消那两次咨询,但我觉得完成咨询对求助者更有好处。如果你在家里、后院或者其他类似的地方接待求助者,就容易被误解,并且一旦发生诉讼,你就难以为自己辩护。别人为你修车或者报税,你为别人提供咨询服务,这种交换也不是好主意。永远制定一份明确的咨询契约,把你的权利和责任告知求助者还有你自己。有悖传统的方式来做咨询,虽然有时很便利,却完全不值得冒这个风险。

威廉·赖希[①]提出,每一种正移情(positive transference)的背后,都潜伏着负移情(negative transference)。你逾越咨询关系的框架可能是出于好心,甚至在正移情的阶段取得了良好的结果;但是当移情发生了转变,你的一切行为都会在消极的情感状态下重新被解读。当咨询室所在的建筑物发生火灾后,你和求助者改在公园里见面,这似乎是一个解决场地问题的好办法;但是到后来的某个时间,你的做法可能被解释成约会、勾引甚至更严重的事情。咨询关系变坏之后,看起来很像充满仇恨的离婚。

为了保护自己,你需要坚守大家认可的执业规范,避免在特殊的环境中以不寻常的方式与求助者交往。如果你的业务都是按照学术团体制订的标准来开展的,那么专业委员会和保险公司就能为你提供最好的支持。这种标准常常会因为社团的多数派、价值观和资源的不同而有所区别,所以你要彻底了解这些标准;特别是在你搬去一个新地方的时候,更要加以重视。在佛蒙特州伯灵顿市可以被接受的做法,可能就违反了密西西比州纳齐兹市的规范。

学校不会教你的东西

研究生院善于传授专业化的语言,培养一整套技能,还能提供你开创事业所需的人脉。学校还是一个交朋友的好地方,能够帮你建立社会

---

① 威廉·赖希(Wilhelm Reich, 1897—1957):奥地利精神分析学家,他认为性压抑是许多心理问题和社会问题的根源。——译者注

支持体系,这能在你毕业之后继续提供帮助。学校并不十分擅长的是,怎样帮助你了解你自己,了解你的职业选择,以及怎样使你和职业相匹配。

一切学校都会推销自己的某些专业或课程。大型的州立大学往往宣传自己的毕业生在研究或教学领域的职业前景;专业学院则推销将来就业之后收入丰厚的梦想,并因此收取高昂的学费;一些培训班则鼓励学员将人生定位于为社会提供服务。但是哪一条道路才适合你呢?我们当中大多数人作出职业选择的时候,所依据的信息都少得可怜。我们所依据的是宣传册子、电视广告或者某个朋友的建议。就像人生中的很多事情那样,我们作出了选择,却不知道这样的选择意味着什么。

在你学习心理咨询的时候,不妨去结交这样一些人——他们正在从事你想从事的工作,而且有一定的时间与你相处。如果他们的兴趣、个性和精力都与你相似,就获取他们的指导和建议。多向他们问一些问题,可以询问生活方式、收入水平、压力状态、日程安排、规章制度和休假时间。这些方面才是职业的要素,与那些抽象的概念或者抱有的幻想相比,这些信息更加重要,更能帮你作出正确的选择。

如果你在选择学校,就去了解学校里相关的教师从哪里获得学位。读一下他们写的书和文章,看看他们在思考和研究什么问题,看看他们的兴趣是否与你一致。我总是这样建议学生:如果选择学校,就选你打算毕业后在当地生活的学校。在学校里你有机会结交朋友,他们在将来会成为你的人脉。学校里的专家也乐于指导你并且帮你建立专业方面的人际关系。相反,假如你带着学位和执照出现在另一个城市,你就成为当地咨询师的竞争者。

选择研究生课程时,金钱也是需要考虑的一个重要方面。算出拿到学位的总成本(包括学费和生活费),减去你在读书期间能够挣到的钱,得出将要欠下的债务,然后换算出你毕业后每个月要还多少钱(包括利息),再加上你毕业后每个月的生活费,将得到的数字与你将来能拿到手的收入相比较。这样一算,你就会知道应该去读这个专业还是换一个更合算的办法。如果你毕业时没有住处还要还贷款,生活就会变得很拮据,你在生活中的选择面就会变得很狭窄。最好找位理财顾问咨询一两次,他(或她)必须非常清楚你会有哪些花费,还应该能够计算出你生活成本的增加和长期借贷的利息成本。

你该选择哪种治疗流派?

当前流行的心理咨询模式——认知行为、家庭系统、精神分析和人本主义——都能产生某些效果,只要适当的求助者在适当的时间找到了适当的咨询师。我的建议是,接受至少两种心理治疗的扎实训练,并且选择你所能找到的最好的指导老师,而不管他(她)的专业方向。好的导师所具备的才能、智慧和成熟度,与他们推崇格式塔①还是认知行为治疗(cognitive behavioral therapy,CBT)相比,要重要得多。

我们对专业方向的选择不是随机的。我们选择某个流派,可能是因为我们在为自己的人生寻求解答,或者是因为这一流派贴合了我们的个性或者防卫心理。我之所以对精神动力学治疗感兴趣,就是因为我试图了解我自己;我对家庭系统治疗很着迷,就是因为我很想了解自己的

---

① 格式塔(Gestalt):源于德文,意为"完形"或"整体"。格式塔心理学强调经验和行为的整体性。格式塔疗法强调人是有组织的整体,把心理或行为看作情感、思想、行动的整合过程。——译者注

家庭。

　　某些学生不喜欢模棱两可，他们就往往选择 CBT，因为 CBT 是结构化的、程序性的，不会在潜意识中绕弯子。它是一个避免花费感情的好办法，或者说，它便于你控制自己的情感。沉溺于精神动力学治疗的学生就有纠结于自己潜意识的风险。最好的办法可能是注意你自己被什么方向所吸引，并且把这种吸引作为指示潜意识动机的重要信息。运用以前讲的穿梭技术来探索你自己对这一选择有何反应，并且与指导老师以及其他咨询师加以讨论。

　　我第一次认识达娜这位学生，是在异常心理学的课堂上。我之所以记住她，是因为我一提到弗洛伊德或者潜意识，她的反应就比较特别。在每次提到精神分析的概念时，她就会发表一番长篇大论，说潜意识这样的荒谬概念真是可笑。她从女权主义、马克思主义和行为主义的立场批判了弗洛伊德，理由仅仅是因为弗洛伊德对可卡因成瘾。她慷慨陈词，但她对潜意识理论的攻击显然不够理智，显然带有感情色彩。她对精神分析的抗议有点过分了。达娜明确表示，她将来只做 CBT，对其他心理疗法都不感兴趣。

　　两年后，达娜又出现在我的一个心理测评学习班上。我一看到她就想，这个学习班会因为她而变得不简单。到第三个星期，课堂上讨论的是主题统觉测验。这个测验由一系列图片组成，受试者需要根据要求对它们进行排列，然后讲一个相应的故事。当然，这个测验是基于潜意识和投射过程的假设。

　　我请达娜根据第一幅图讲一个故事，这幅图里有一个男孩和一把小提琴。"显然，"她说，"男孩是被强迫练琴的。他不喜欢小提琴。正因为他这么不喜欢，他永远也学不会拉琴。"我问达娜："通过你的反应，我们能对你有所了解吗?""不可能!"她说,"显然我只是看图说话。根本就没有投射这回事。"然后我就问她:"如果你知道这张卡片画的是杰什查·海费兹①小时候的样子,你会改变自己的看法吗?""那不可能是海费兹。"达娜这样说。我马上从文件夹中抽出海费兹小时候的一张照片。原来,测验编制者采用的这幅图就临摹于海费兹的一张照片。她惊呆了,坐在那里一言不发,直到下课。

在下一堂课之前,达娜打电话给我,想找我谈一谈。她来到我的办公室,请我列出一张关于投射测验和精神动力学治疗的读书目录。"当你向我出示那张照片,"她说,"我突然明白海费兹可不是我所说的那个样子。我所说的那个厌恶小提琴的人,除了是我自己还会是谁? 我肯定也有自己的潜意识!"她恰巧是古典音乐的狂热爱好者,尤其喜欢听小提琴演奏。看来我偶然找到了可以窥探达娜潜意识的一扇窗。她第一次有了心灵穿梭的体验,检查了自己投射到小海费兹身上的要求和期望所产生的情绪反应。

很多咨询师对精神科药物持有偏见,认为药物治疗和心理治疗是相互排斥的。这根本不是事实。药物可以成为心理治疗的好帮手。我治疗过的某些患者对服药已经抵触了好多年,最终答应试一试药物之后,病情康复得飞快。有的咨询师强烈反对药物,好像他们是维护纯粹心理治疗的十字军。我觉得这些人的动机是情绪性的而非理性的。他们的家庭中可能存在滥用药物或者酒精的问题,或者他们在推崇一种新观念,也可能因为他们不了解现代已有各种精神药物可供选择。不论如

---

① 杰什查·海费兹(Jascha Heifetz, 1901—1987):俄裔美籍小提琴家,十三岁时就被认为是世界上最优秀的小提琴家,后成为一代大师。——译者注

何,对药物无知或持有偏见都不利于求助者。应该花时间自学一下相关知识,并且找一位可以共事的药剂师。

当你拿着一把锤子,就可能觉得很多东西看起来像钉子。对某一门派疗法的虔诚信徒来说,所有的患者似乎都要用他们认为是唯一正确的方法来治疗。其实,咨询方法都建立在理论推测的基础之上,这些理论推测不过是看待现实和体验的某种方式。检验任何疗法的唯一标准,就是看它对某位患者是否有用。总之,四种主要的心理治疗模式都很重要:对于个人与家庭、意识与潜意识、认知和情感,我们都要加以考虑。那么还有选择的必要吗?应该灵活运用它们,把它们都整合到你的治疗方案中去,并且对可能起作用的疗法都保持开放心态。只要对你的患者有益,一切治疗方法都可以使用。你还要认识到,你遇到的患者也可能需要某种你无法提供的治疗,所以你还要熟悉心理卫生行业中的其他资源。

你该在哪里工作?

咨询师可以在多种不同的场所工作。除了私人开业,我们还可以去医院、学校、诊所、厂家或者社区的心理卫生中心。除了治疗患者,我们还可以督导其他咨询师,进行个案评估和个案管理,或者担任管理职务。这么多的选择也是我们这个行业吸引人的原因之一。

私人开业比较吸引人,因为你可以获得最大的自主性,可以主导自己的时间安排。私人开业要想做得成功,需要我们有恰当的动机、勤奋的精神和良好的自我管理。你最好是个喜欢社交的人,喜欢参加某些团体,喜欢谈论自己所做的事情。我发现,有一个做法最适合推广我的业务,那就是到处讲课,为人们提供有关的信息和资料。开辟自己的专长领域,写一些专门的文章,让你讲课的主题有所侧重,这也是一个好办法。上述方法都可以增加你同其他咨询师和公众的接触。

虽然我们有很多理由说私人开业是个好的选择,但是这样做也有弊端。私人开业成了一门生意,求助者成了顾客,这就必须考虑开支、市场化运作、独立承担责任等事情。你觉得下面这些情况听起来如何?

● 推销自己,推广业务

● 没有带薪休假

● 得不到同事的顶替

● 支付自己的医疗保险、执业过失保险和养老金

● 如果移居另一个城市,就必须把业务从头开始

要认真考虑好这些事情之后,才能决定自己开业。

私人开业还有另一个风险,那就是你成了自己创造的世界里的上帝。像神父、明星和幼儿园老师那样对太多的人拥有太多的影响力,这会让咨询师感到苦恼。私人开业所构建的人际关系是不平衡的,容易使咨询师逐渐脱离现实,并且使咨询师的人际接触局限于他们的求助者。如果你选择自己开业,要确保你有一些无话不谈还能保守秘密的同行。把患者的某些情况同他们交心,不断从同行那里得到正确而又关怀的督导和反馈。不论你在哪里开业,这种人脉和反馈都很重要。

如果你不爱做生意,不够积极主动,或者你喜欢自由地从一个地方搬到另一个地方,那么自己开业并不是好的长远规划。私人执业可以咨询一个小时就收取 100 美元甚至更多的钱,这听起来不错,但是你要知道,除掉缴税和日常开销(房租、水电、保险等等),你到手的也就只有 40

美元左右。我经常对学生开玩笑说，私人开业要想过上好日子，关键是要娶个富婆或者嫁入豪门，那样你才能对患者挑三捡四，才能挑选自己的工作时间，才能过得奢侈。如果你没有那种机缘，那么认真规划职业生涯才是当务之急。

　　在医院、诊所或者社区机构里工作也是常见的选择。在这些地方工作也有好处：客流稳定，收入稳定，还有福利和归属感。这些机构还能为你提供一个有组织的团体，为你提供依靠，为你提供同事的互助——如果你喜欢在周末关掉手机，这些方面可就重要了。跳槽也比自己换个地方重新开业要容易得多。在这些机构里工作的坏处是：循规蹈矩，文山会海，你难以主导自己的工作，还会遇到各种机构所共有的局限。

　　虽然有这些问题和局限，有些人却在这些机构里干得很好。他们很成熟，面对单位里的繁文缛节和现实情况仍然能够干好自己的业务。在这些单位里，他们更容易按自己的治疗兴趣接收自己想要的病人。虽然在单位里难免陷入勾心斗角，他们并不气馁。总之，工作场所并无好坏，就看适不适合你。

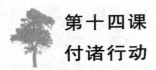

第十四课
付诸行动

> 公路劫匪如果下手不狠，自己的生活必难富足，但可以
> 为春日的舒畅而振奋，并且总会因为天空的广博而开怀。
> ——兰扎·德尔·华斯度①

你也许已经发现，这本书讲的并不是我作为一名心理咨询师有多出色。当我回顾本书时，发现里面很多页面充斥着我的迷惑、无知和逆移情。我写这本书，是在从业多年之后——此时我已懂得，并非完人方可以做咨询师。以前我只是在理智上知道人无完人，在情感上却很难接受自身并不完美的现实。

成为一名心理咨询师，实质上也是一个面对自己的局限性仍然接纳自己的历程。连同缺点一起接纳自己，颇不同于尽管我们有缺点仍然接纳自己。这两种状态的差异听起来纯属咬文嚼字，实际上可是经验之谈——我们只有接受了自身的不足，才能知道与之相处并把工作做好。真正地接受整个人，就如同慈祥的父母对待孩子的感觉，又如同优秀的咨询师对待求助者的感觉。包容我们的缺陷，而非简单地忍受它们，能够为我们提供情感成熟所需的自我养护。当我们终于成为自己的朋友，就不必过于担心犯错误。

不幸的是，大部分培训课程几乎只关注"做什么"，而不是"怎么才能

---

① 兰扎·德尔·华斯度(Lanza del Vasto, 1901—1981)：哲学家、诗人、政治家，生于意大利，卒于西班牙，曾到印度师从"非暴力不合作"倡导者——圣雄甘地。——译者注

成为心理咨询师"。这些做培训的人认为，后者是在其他地方完成的。但事实并非如此。大部分学生很少花时间去扩展他们对自我的剖析和觉知。对他们来说，成为咨询师只是日程表上的一堆事情，对自我的发掘也只是模糊而遥远的概念。与这种态度相对应，心理治疗变成了对（而非与）求助者进行的事情。这种现象还受到了某些培训课程的强化，因为那些学员总是被老师牵着鼻子走，却很少关注内心的体验。在这类教学中，心理治疗被当成了信息的载体、技术的集合和心理学术语的词典。

我倾向于把心理治疗看作一种内心的状态，而并非一种活动或者技艺。所以在多年的教学以后，我不再只是指导学生掌握心理治疗的技术，而是注重传授发现自我的方法。其中一个重要的部分就是与同学们交流我自己的自我发掘之旅，包括讨论我的缺点和失望。

我的老师和督导不太愿意表露他们的内心体验，也不太愿意谈论他们在学习过程中遇到的挑战。用自己遇到过的问题来增加学生的压力也许是不妥的，或者他们认为这超越了专业的范围。但我想，如果导师在当初与我分享了他们更多的个人经验，我的学习经历将有很大的不同——这才是我所希望的。要让我从他们的起点再走一遍，这对我来说是难以想象的。如果我当时就知道他们克服过我所遇到的那么大的困难，那将会对我有帮助。

内省

我认为，要做一名成功的心理咨询师，关键是对自我的觉知。因此我感到，设法在日常生活中内省并且扩展对自我的觉知，是至关重要的。在撰写这本书时，我选择了侧重于传统的精神动力学的视角，所以我用到了阻抗、投射和逆移情之类的术语。但是精神分析等心理疗法只是扩展自我觉知的众多方法之一。

冥想、瑜伽和武术也可以有这样的用处；哲学思考、亲近大自然或者与小孩子玩耍，也有类似的效果。当我旅行到异国他乡，或者透过望远镜仰望夜空，我发现对自己有了更多的了解。有多种视角和练习注重了解人的内心，了解我们意识中的体验是怎么回事，这些视角和练习都可以拓展咨询师内心的旅程。

我请你把心理治疗不仅看作一个专业，还要看作一种使命、一种生活方式和一种个人成长的载体。咨询师是一群寻根究底的人。不要满足于仅仅为求助者寻找答案，还要顺便为自己寻找答案。找到你自己的真相，发现你自己的追求，否则不要止步。

如果你对求助者说的是一套，你自己做的却是另一套，这容易让人觉得咨询师是骗子。如果你的生活正是你鼓励求助者为之努力的生活，你就不可能觉得自己像个骗子。这并不是说你已经达到自己的全部目标，而是说你了解自己的情感和欲望，办成了力所能及的事情，并且接受某些无奈的现实。

个人失败的经历是成长的要素。它帮助我们了解自己；更重要的是，它会砥砺我们性格当中坚强的一面。例如，人际交往当中的失败让我们有机会从根源上修复与他人的裂痕，还让我们知道：失误、焦虑和畏惧都不能把我们击倒，相反，我们还能超越这些阻碍并把它们作为建立更好的人际关系之基础。这就是我以前说到的"好的错误"，它极大地促进了个人性格的成熟，并有利于巩固人际关系。关系破裂之后能够得到修复，这种经验对于建立安全的依恋是非常重要的，不论对患者，还是对你自己以及你生活中的其他人，都是如此。

总而言之

　　说了这么多的提醒、警告和戒条，为什么仍有人想做心理咨询师？真正的原因是，尽管会遇到这么多困难、危险和挑战，做一名心理咨询师却是非常有意义的。它不论在智力方面还是在情感方面都是最难以从事的职业之一，但它为我们提供了帮助别人的机会，同时让我们有机会发掘自我，拓展自己的潜能。

　　当病人问我为什么投入这项工作，我回答他们说：我对患者有信心，我确实经常从心理咨询中得到启示，而且我们都有积极改变的潜能。心理治疗是一种极为乐观的尝试，我们的乐观是治疗关系中最重要的积极因素之一。尽管我记得自己有许多治疗失败了，但我也记得有相等数量的成功。

　　例如我记得接待过一位年长的父亲和他已长大的女儿。肯恩来我这里咨询已经有几年了，我主要帮他更好地了解自己的情感，并且让他向周围的人表达自己的情感。他长期担任一个公司的主管，为了生意上的成功打拼了一辈子。可惜的是，他把生意运作的策略运用到了家庭生活之中，在妻子和孩子面前的角色不是丈夫和父亲，而是首席执行官。有一天，肯恩向我提起他的女儿凯莉回家了，我就建议他下次咨询时把女儿也带来。肯恩曾向我说起，凯莉秀外慧中，但是麻烦不断。他担心女儿把问题怪罪到他头上。

　　肯恩和凯莉坐在长沙发的两端，紧张地向前弯着腰，担心下一步将要发生的事情。肯恩清了清嗓子，凯莉马上睁大了眼睛。肯恩鼓足了勇气，开始讲述他从未表达过的对凯莉的感情。他绘声绘色地描述对女儿的记忆——先是新生儿,然后蹒跚学步,后来长成小女孩,再成为面如桃花的拉拉队长。他表达了自己在她大学毕业时为她感到骄傲。他告诉凯莉,她是那么聪明而漂亮,他多么希望能和她多在一起,毕竟他快退休了。听到这些话,凯莉哭了起来,坐到了父亲身边,仿佛他们之间存在磁铁般的吸引。他们很快拥抱在一起。我发现肯恩的眼中闪烁着泪花,我自己的眼睛也湿润了。

帮助人们互相沟通,让我充满温情和感恩。给失去希望的人带来希望,让我对人世产生更深的感情。帮助受过伤害的求助者重新迸发出力量,让我觉得自己的人生富有意义。这些高峰体验并非每天都发生,但却经常发生,使我不断前行。

这些回报是丰厚的、令人满足的——没有什么比这更让人开心了。我希望这些回报都降临于你。

参考文献和推荐读物

Basch，M.（1988）. *Understanding psychotherapy：The science behind the art*. New York：Basic.

Bloom，B.（1997）. *Planned short-term psychotherapy：A clinical handbook*. Boston：Ally & Bacon.

Castaneda，C.（1972）. *Journey to Ixtlan：The lessons of Don Juan*. New York：Pocket Books.

Coeho，P.（1987）. *The pilgrimage*. New York：Harper Flamingo.

del Vasto，L.（1974）. *Principles and precepts of the return to the obvious*. New York：Schocken.

Dinesen，I.（1992）. *Out of Africa*. New York：Modern Library.（Originally published 1937）

Giovacchini，P.（1989）. *Countertransference triumphs and catastrophes*. Northvale，NJ：Aronson.

Hammarskjold，D.（1964）. *Markings*. New York：Knopf.

James，R.，& Gilliland，B.（2003）. *Theories and strategies in counseling and psychotherapy*. Boston：Allyn & Bacon.

Kaslow，F.（Ed.）.（1984）. *Psychotherapy with psychotherapists*. New

York: Haworth.

Kidd, S. M. (2002). *The secret life of bees*. New York: Penguin.

Kingsolver, B. (1992). *Pigs in heaven*. New York: Harper Collins.

Kottler, J. (1989). *On being a therapist*. San Francisco: Jossey-Bass.

Langs, R. (1976). *The bipersonal field*. New York: Aronson.

Levy, D. (1997). *Tools of critical thinking: Metathoughts for psychology*. Boston: Allyn & Bacon.

Lucas, S. (1993). *Where to start and what to ask: An assessment handbook*. New York: Norton.

Marai, S. (2002). *Embers*. New York: Knopf.

Masterson, J. (1983). *Countertransference and psychotherapeutic technique: Teaching seminars on psychotherapy of the adult borderline*. New York: Bruner/Mazel.

McClure, F., & Teyber, E. (2003). *Casebook in child and adolescent treatment: Cultural and familial contexts*. Pacific Grove, CA: Brooks/Cole.

Miller, A. (1981). *Prisoners of childhood: The drama of the gifted child and the search for the true self*. New York: Basic.

Natterson, J. (1997). *The magician's assistant*. New York: Harcourt Brace.

Perlman, S. (1999). *The emotional survival of the therapist*. Northdale, NJ: Aronson.

Piper, M. (2003). *Letters to a young therapist*. New York: Basic.

Reich, W. (1972). *Character analysis*. New York: Farrar, Straus &

Giroux.

Robertiello, R. C., & Schoenewolf, G. (1987). *101 common therapeutic blunders*. Northdale, NJ: Aronson.

Shiraev, E., & Levy, D. (2001). *Introduction to cross-cultural psychology: Critical thinking and contemporary applications*. Boston: Allyn & Bacon.

Slakter, E. (Ed.). (1987). *Countertransference: A comprehensive view of those reactions of the therapist to the patient that may help or hinder treatment*. Northvale, NJ: Aronson.

Thoreau, H. D. W. (1995). *Walden*. New York: Houghton Mifflin. (Originally published 1854)

Vimalakirti (1976). *The holy teachings of Vimalakirti: A Mahayana scripture*. R. Thurman, (Trans). University Park: The Pennsylvania State University Press.

Yalom, I. (2002). *The gift of therapy: An open letter to a new generation of therapists and their patients*. New York: Harper Collins.

图书在版编目(CIP)数据

心理咨询师的 14 堂必修课/(美)科佐林诺(Cozolino，L.)著；
黄志强等译. —上海:华东师范大学出版社,2012.8
(明心书坊)
ISBN 978－7－5617－9876－8

Ⅰ.①心…　Ⅱ.①科…②黄…　Ⅲ.①心理咨询—咨
询服务—基本知识　Ⅳ.①R395.6

中国版本图书馆 CIP 数据核字(2012)第 199493 号

明心书坊

心理咨询师的 14 堂必修课

著　　者　[美]路易斯·科佐林诺
译　　者　黄志强　张朝阳
策划编辑　彭呈军
审读编辑　单敏月
责任校对　曹　琛
装帧设计　卢晓红
出版发行　华东师范大学出版社
社　　址　上海市中山北路 3663 号　邮编 200062
网　　址　www.ecnupress.com.cn
电　　话　021－60821666　行政传真　021－62572105
客服电话　021－62865537　门市(邮购)电话　021－62869887
地　　址　上海市中山北路 3663 号华东师范大学校内先锋路口
网　　店　http://hdsdcbs.tmall.com
印　刷　者　浙江临安曙光印务有限公司
开　　本　787 毫米×1092 毫米　1/16
印　　张　13
字　　数　144 千字
版　　次　2012 年 10 月第 1 版
印　　次　2025 年 2 月第 19 次
书　　号　ISBN 978－7－5617－9876－8 / B. 730
定　　价　26.00 元

出　版　人　王　焰

(如发现本版图书有印订质量问题,请寄回本社市场部调换或电话 021-62865537 联系)